モムチャン
ダイエット

レシピ BOOK

チョン・ダヨン

扶桑社

Prologue はじめに

カラダは、食べものや食べ方で変わります。食事を軽視すると、
キレイは遠のいてしまうことを忘れないでください。
今あなたの食べたものが、未来のあなたを決めるのだから。

　ダイエットというと、多くの人が「食べないこと」に重きを置いている気がします。「食べない＝痩せる」と、思い込んでいるからそうなってしまうのでしょう。でも断言しますが、これは、キレイに痩せたいのなら絶対にしてはいけないダイエットです。そして、もうひとつ。食べないダイエット同様に注意してほしいのが、カロリーに縛られるダイエット。そろそろこの２つのダイエット呪縛から卒業しませんか？

　というのも、食べないダイエット、カロリー至上主義のダイエットでは、一時的に痩せたとしても、食欲という本能との戦いとなり、結局食欲暴走スイッチをONにしてしまい、リバウンドする確率がとても高くなってしまうのです。実際、あなたはそんなダイエットを今までやってきて、成功しましたか？　今この文を読んでいるということは、きっと思ったような成果が得られず、今度こそダイエットを成功させたいと思い、この本を手に取ってくださったのではないでしょうか？

　私のすすめるダイエットは、「食べない＆カロリーを減らす」という視点ではなく、食べ物を、そして食べるという行為を味方につけてダイエットしていく方法です。確かに、食べ過ぎは太るもとですが、それは食欲暴走スイッチがONになっていたため。まずは、それをOFFに切り替えるのです。そう、痩せたいのならば、正しく食べてほしいのです。それほど食事は大切ですし、美に直結します。

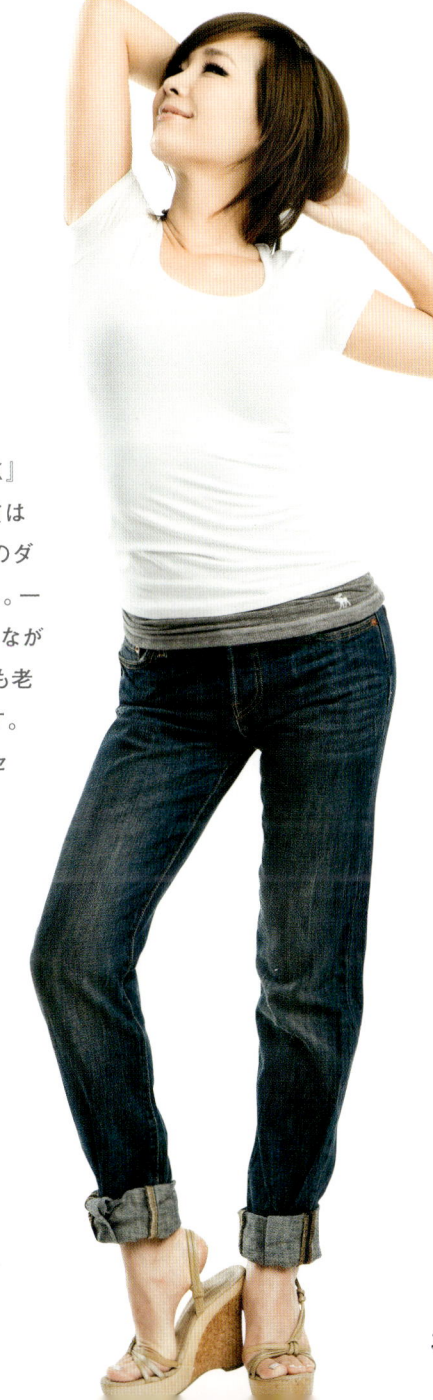

　この『モムチャンダイエット レシピBOOK』で賢く食べることを覚えれば、この食習慣は一生の財産になってくれます。それに、私のダイエットは、ただ痩せるだけではありません。一番減ってほしい体脂肪をメラメラと燃やしながら、食べても太らない体、そして歳を重ねても老けない体へとなるためのダイエットなのです。まずはPart1で、私が提唱する食べ方のセオリーを頭に入れましょう。その後、Part2で、私が行っている1日6〜8食の食事のとり方メソッドを学び、Part3からは実践編です。まずPart3のリセットプログラムで、今までの緩んだ食生活と体をリセットし、Part4のレシピをきちんと作ることで、味つけやよく使う食材などを頭に入れるのです。さあ、はじめましょう。

これだけは覚えておきたい！10

1　1日6～8食、しっかり食べる。

空腹時間を作らないために、こまめに食べること。そして、口に入れるものは、すべて食事に換算すること。

2　カロリー計算は必要なし！

カロリーよりも、体が必要とする栄養素を充足させてあげることが大切。

3　食べないダイエットの行きつく先はリバウンド＆太りやすい体質！

食べないダイエットは、代謝がどんどん落ちて太りやすい体に。"食べてないのに太る"悲しい体質の人にはならないで！

4　主食（炭水化物）をとるのは、夕方早めの時間まで。

炭水化物は、体のエネルギーとなる重要栄養素。でも夜の炭水化物は、体脂肪へと直結するので注意が必要！

5　食べる量を気にする前に、まずは、食べる順番を考える！

食べる順番を変えるだけで、吸収の度合いは変わってきます。どうせなら、賢く食べてキレイになりましょう！

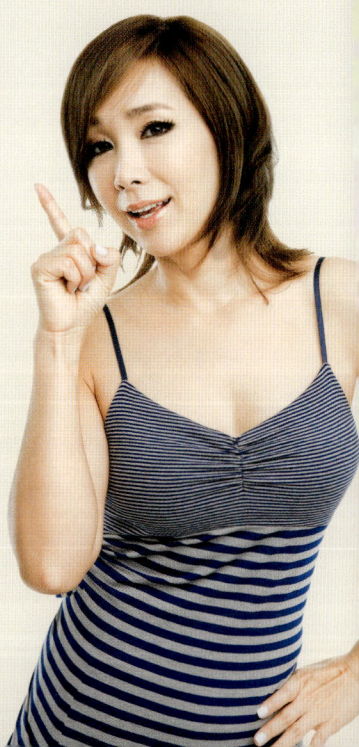

食力条!

私の提唱する
ダイエットは、
厳しい食事制限とは無縁!
だから、ダイエットで
挫折を繰り返してきた人も、
これが最後のダイエット
だと思って
トライしてほしいわ。

6
白色食品(白米、砂糖、小麦粉)を生活から遠ざける。

白い食べ物は、"デブまっしぐら"の
新種ウイルスみたいなもの!
炭水化物は、茶色が基本と心得て。

7
迷ったら、カラフルな食材を手にとって!

美BODYのためだけではなく、
アンチエイジングのためにも
抗酸化作用たっぷりのカラフルな食材を!

8
濃い味つけは、過食のもと。だから薄味習慣を身につけて。

ハーブやスパイスを上手に使えば、
味覚も満足。
食べ過ぎませんよ。

9
寝る3時間前までに、食事を終えよう!

夜は体の車庫入れ時間。
だから最後の食事(間食)は、
寝る3時間前までに。

10
週に1度はフリーデイを作って、ストレスフリー!

過度な我慢は、ストレスのもと。
結局巡り巡って過食を生むもとになるので、
適度に心と体にご褒美を!

Contents 目次

Prologue はじめに ……2

これだけは覚えておきたい！！
食10カ条！ ……4

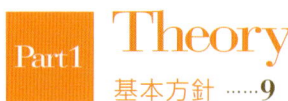
Part1 基本方針 ……9

1
二足歩行のカバだった頃は、
1日3食だった。1日6〜8食を食べることで、
私はモムチャンになったの。……12

2
胃が空っぽだから、食べてしまうの？
いいえ、それより強力なのは、
脳が命令する「食べろ！」シグナル。……14

3
空腹は敵だけれども、寝る前はちょっぴり我慢。
できるだけ、寝る3時間前までに
口を閉じよう！……15

4
カロリーにとらわれ過ぎると、大切なことを
見落としてしまう。大切なのはカロリーオフ
ではなく、必要な栄養素を見極めること！……16

5
白い食べ物は、"デブまっしぐら"の新種ウイルス
みたいなもの！ 特に、主食（炭水化物）は
茶色が基本と心得て！……18

6
炭水化物を敵視しないで！
でも、食べる時間に工夫は必要。
私は「午後4時まで」と決めています。……19

7
義母の糖尿病、家族の健康、そして私の
ダイエット。すべてを網羅するのが、
モムチャンダイエット レシピ！……20

8
同じメニューを食べても、太る人、太らない人がいる。
それって、食べる順番が違うのかも!?……22

9
肌をキレイにする食習慣が根づいている韓国。
実はこれ、ダイエットにも◎なので、
ぜひ実践してほしい！……23

10
空腹を鎮めて、落ち着きを招く
美の秘密兵器！ 持ち歩きおやつパックを、
いつもバッグにしのばせておいて！……24

11
濃い味は過食を生む！ だから、薄味に舌を
慣れさせて。味覚は日々、食べるもので
変わっていくから、まずは続けること。……26

12
よく噛む。そして時間をかけて味わう。
そうするだけでも、食べる量はもちろん、
満足度も変わってくるから不思議。……28

13
体の内側から"老化"をSTOP！
美BODYのためだけじゃなく、アンチエイジングの
ためにも、カラフルな食材を積極的に！……30

14
脂質は、女性らしいボディラインや
アンチエイジングにも必要なもの。キレイになる
オイルを選んで、上手にとりましょう。……32

Column BEAUTY強化食①
トマト＆ブロッコリー ……34

Method

1日6～8食メソッド ……**35**

朝食
栄養バランスを考えた
ボリューム満点の朝食で、
エネルギッシュに一日をスタート！ ……**36**

昼食
活動量の多い日中は、
一番炭水化物をとる時間帯！
もちろん、たんぱく質＆ビタミン・ミネラルの
バランスも考えて。……**38**

夕食
夕食は、たんぱく質と繊維質をメインに！
炭水化物は控えたいので
主食はいただきません。……**40**

間食
食事でとれなかった栄養補給もかねて
いるので、朝昼夕とのバランスを大切に。
最後の間食は、寝る3時間前までに。……**42**

お水
体内の老廃物を取り除き
巡りや代謝をUPしてくれるお水は、
ダイエット効果が出やすくなる
体質づくりに欠かせません。……**44**

フリーデイ
週に1度のお楽しみ。フリーデイには、
食べたかったものをいただきます。
ノーストレスのためにも大切です。……**46**

外食
つきあいなどで外食が増えてしまうことは、
よくあるもの。そんなとき、
どうのりきるか？ ここで伝授します！ ……**48**

よくある悩みも、これで解決！
こんなとき、どうすればいいの？
教えてダヨンさん！ Q&A ……**50**

モムチャンダイエット食生活を
さらに充実したものにする
4つの美習慣！ ……**52**

　1. 食事日記をつける ……**53**
　2. 栄養知識を身につける ……**54**
　3. 活動量を増やす ……**56**
　4. ストレスフリーに ……**58**

Column　BEAUTY強化食②
にんにく＆紅参 ……**60**

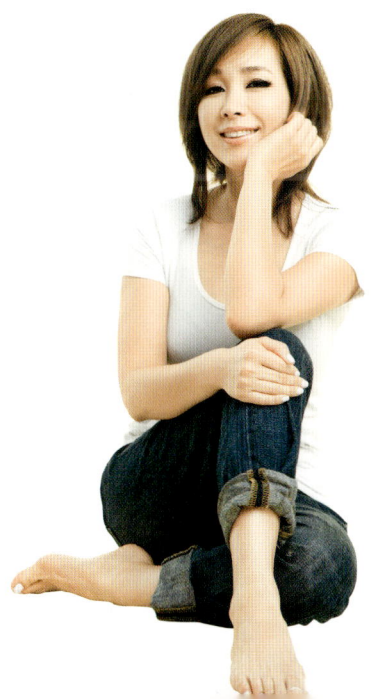

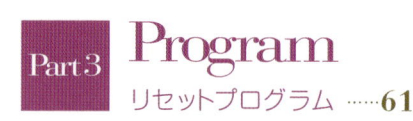

Part3 Program リセットプログラム ……61

リセットプログラム1
濃い味や、こってり味が大好き!
あっさり、薄味には、どうしても何かを
足さなきゃ物足りない!という人は、まず、
塩を徹底的に抜いて味覚リセット! ……64

リセットプログラム2
冷えが気になる人は、同じリセットでも
温かいメニューでトライ。
プログラム1に比べて、
食事感覚ではじめられます。
風邪の養生食としても◎! ……66

リセットプログラム3
糖質をできる限りセーブして過ごすことで、
体脂肪をメラメラ燃やしやすい体に
チューニングするプログラム。
プログラム1or2のあとに
行うのが効果的です。……68

Column BEAUTY強化食③
コラーゲン ……70

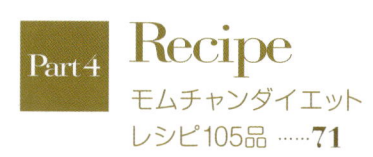

Part4 Recipe モムチャンダイエット レシピ105品 ……71

Single Course 16
シングルコース ……72

Main Dish 13
メインディッシュ ……84

Salad 13
サラダ ……96

Side Dish 16
サイドディッシュ ……106

Rice 11
ライス ……116

Soup 8
スープ ……124

Kimchi 7
キムチ ……130

Juice 12
ジュース ……134

Tea 5
ティー ……138

Dessert 4
デザート ……140

Epilogue おわりに ……142

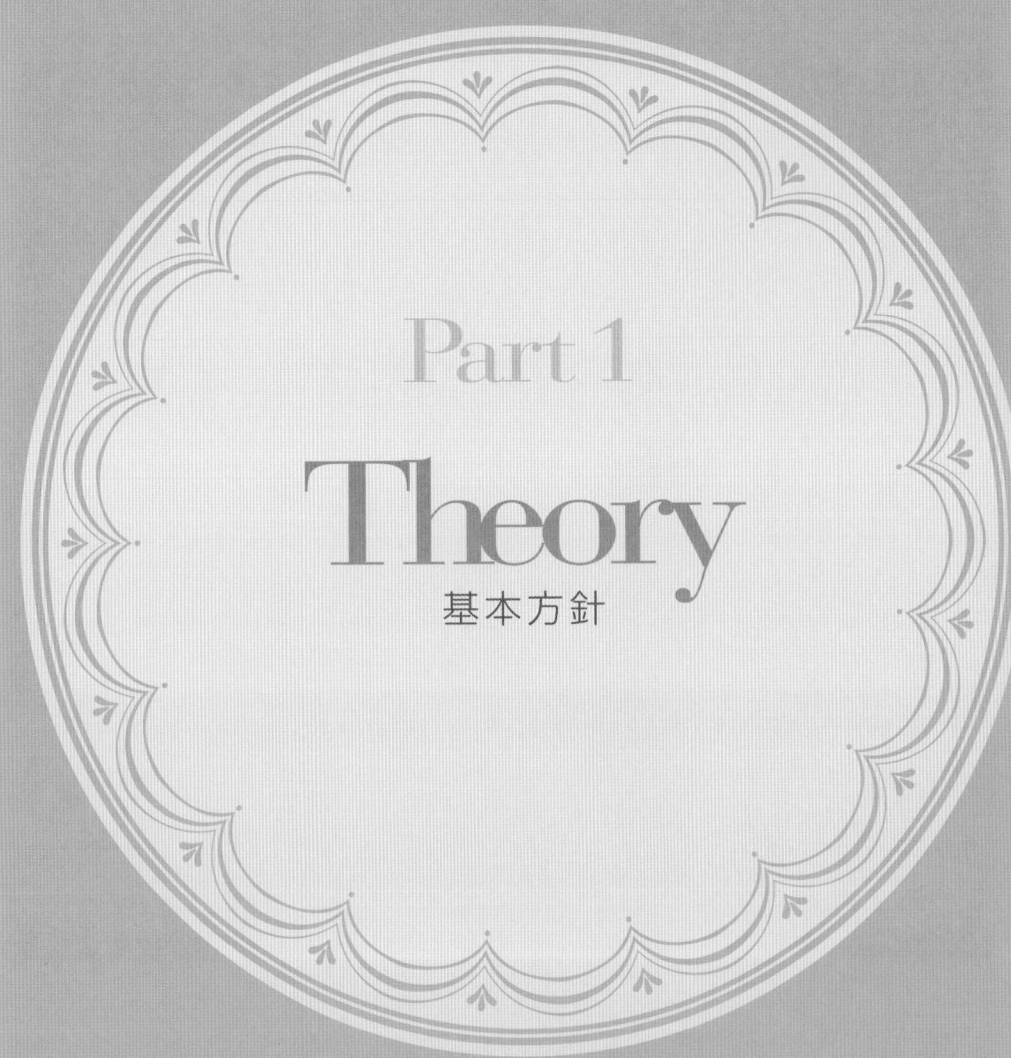

食べたいものを
食べることが、
キレイの秘訣になる！
そんな、痩せる"本能"をもつ
カラダを手に入れよう。

　私がすすめるダイエットは、食べる量を極端に減らしたり、カロリーを減らすものではありません。むしろ「空腹」を感じさせない、食べるダイエットといえます。体は本当に正直で、何をどう食べるかで、体形はもちろん体質や味覚まで変わっていきます。正しい食習慣を続けると、不思議なことに（実は不思議でもなんでもないのですが）、体が食べるべき食品を教えてくれるようになってくるのです。体の内からの声（本能）が届く頭に、心になれることが、このダイエットの醍醐味かもしれません。本来、動物である人間は、「適正体形を維持するために、正しく食べる」という機能が備わっています。野生動物はみなその生物として一番機能的で美しく見える肢体を維持していますよね？　それはこの機能のおかげなのです。

　私が続けているこの食習慣は、本来人間ももっているこの機能を呼び覚ましてくれます。そうなれば、もうムリに頭を働かせて食べ物を制限する必要はなく、体が欲するものを口にすることが、ダイエットにつながるのです。例えば、疲れたときには、甘いものを食べたくなることもあるでしょう。我慢する必要はありません。食べる量は、体が教えてくれるようになりますから……。

　もちろん、体が教えてくれるようになるまでは、少し頭を使って戦略的に食べる必要があります。Part1では、そのポイントをじっくりレクチャーしていきますね。

空腹はダイエットの敵！
だから1日6～8食を、
食べること！

食べずにキレイに痩せた人は、いません。
何をどう食べるかが重要なのです！

ある日の私の食事メニュー

朝食 7:00
玄米ご飯、ちんげん菜と豆腐のひき肉炒め、ほうれん草のみそ汁、もやしのピリ辛ナムル、きゅうりのカクテキ(P.37参照)
※ナムルやカクテキはつまむ程度

昼食 12:00
豆腐チキンバーガー、トマトとモッツァレラチーズのサラダ、ハーブティー(P.39参照)

夕食 19:00
スモークチキンのヘルシーグラタン、ブロッコリーサラダ(P.41参照)

間食 10:00
にんじんヨーグルトジュース(P.43参照)

間食 14:00
フルーツ(キウイ、いちご、りんご、P.43参照)

間食 16:00
おにぎり(大根カキご飯、P.43参照)、アスパラスティック(P.25参照)

間食 21:00
にんにく茶(P.43参照)

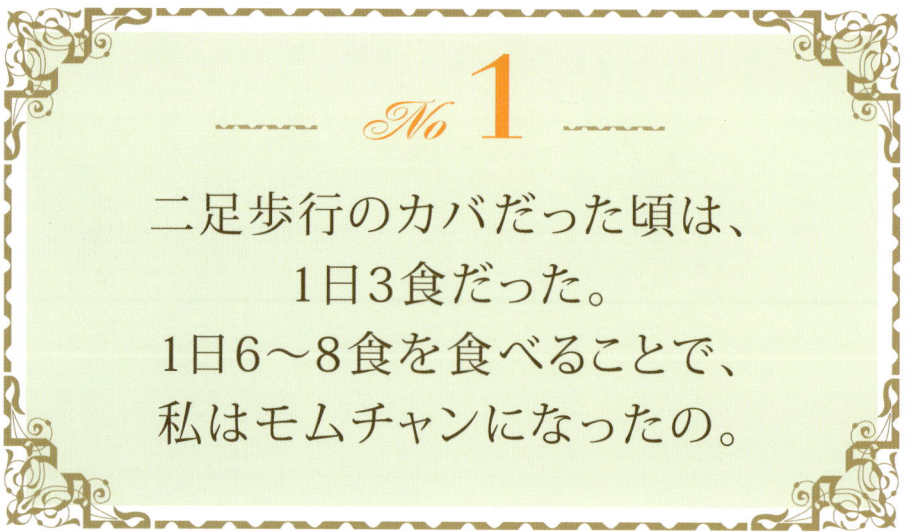

№1

二足歩行のカバだった頃は、
1日3食だった。
1日6〜8食を食べることで、
私はモムチャンになったの。

Before

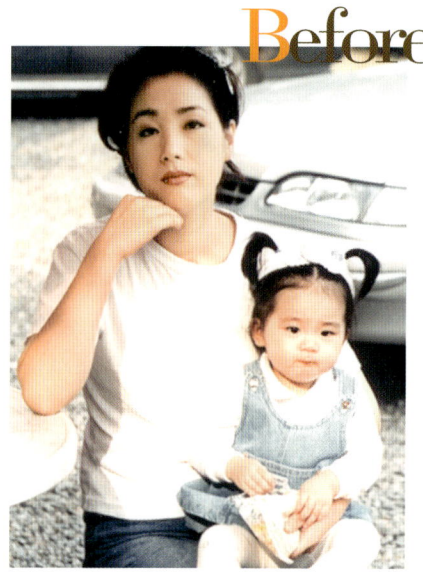

1日3食を食べていた頃の私。多分70〜75kgはあったのではないでしょうか？　正確な体重がわからないのは、体重計にのるのが怖くて量っていなかったからです。

1日6〜8食が私の食生活です。この食生活を私は12年間続けています。その間、リバウンドもありませんし、今年45歳になりましたが、「その年齢には絶対見えない」と言ってもらえることが多いのを考えると、ダイエット効果だけでなくアンチエイジング効果も高い食習慣なのだと思います。

この食習慣を12年間続けて、自分でも驚くのは、今は頭で考えなくても体が今の自分に必要なものや適切な量を教えてくれるようになったこと。そう、前述したように、体の声の赴くままに食べても太らない体を、私は手に入れたのです。また、旅行や外食などで、今日は「思いっきり食べよう!」と思ったとしても、胃が苦しくて、一度に多くを食べられなくなってしまいました。この食習慣を続けるうちに、胃が小さくなっていったのだと思います。

もちろんこの食習慣をはじめた頃は、体

の声も残念ながら聞こえなかったというか、聞こうともしなかったため（それで、食べ過ぎてしまい太ってしまったのですが）、自分なりにいろいろ考えて戦略的に食べることが必要でした。まずは、とにかく空腹を感じさせないことを念頭に、1日6〜8食を食べることを最優先に考えスタート！　そのとき気をつけたのは、食べる量です。まずは1日3食の頃の量を、6〜8食に振り分けて食べることからはじめました。そのうちに胃が小さくなったのか、食べる総量は少しずつ減っていきましたが、とにかく、最初は「極度な空腹はダイエットの敵。だから、ちょこちょこと食べることが大切」ということを頭にたたき込んで、空腹感を感じさせないことを第一にしました。不思議ですが、同じ量を食べても、回数を分けて食べるだけで、スローペースで痩せていきます。しかも空腹感とは無縁なため、ストレスもかかりません。

　そして次は、食べるものの質にこだわるようになりました。この食習慣では、「飲み込むものは、水以外は全部食事（それがあめ玉1個でもチョコレートひとかけでも）」とするため、自分が口に入れるものの質を意識するようになっていくのです。実際1日6〜8食を食べられるとしても、空腹を感じさせないように賢く食べるためには、「栄養があり、腹もちのいいもの」を意識してセレクトする必要があるのです。

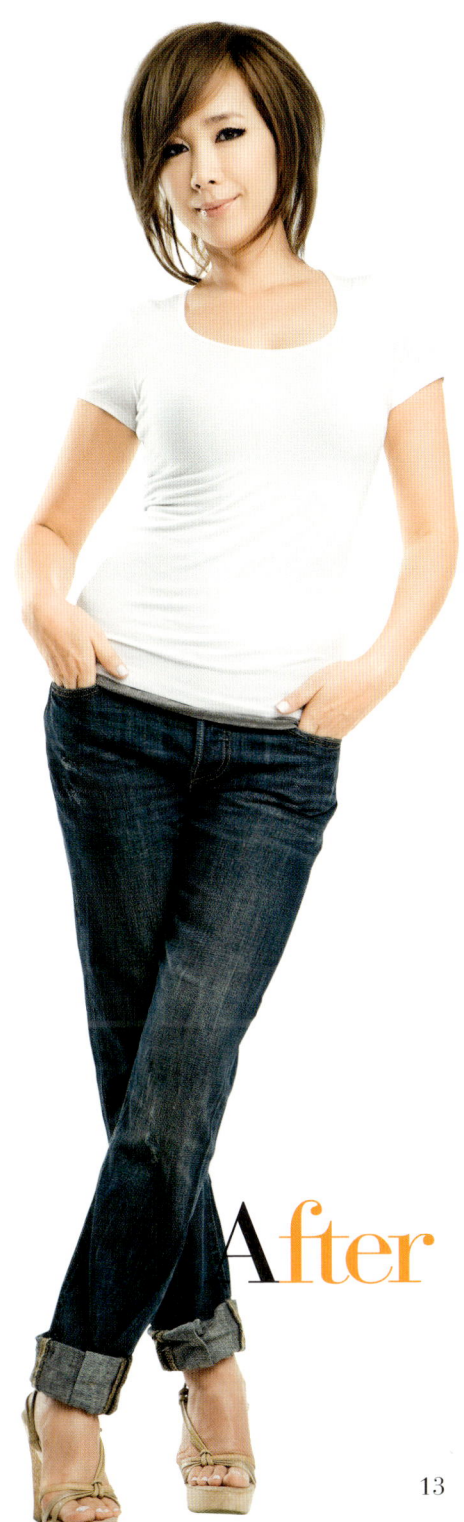

After

No.2
胃が空っぽだから、食べてしまうの？ いいえ、それより強力なのは、脳が命令する「食べろ！」シグナル。

なぜ「空腹がダイエットの敵」となってしまうのでしょうか？　空腹を我慢して食べないダイエットをすると、最初は、体に蓄積していたにっくき体脂肪が、エネルギーとして使われ減りはじめます。このためダイエットに成功した気分になりますが、残念ながらそれは長くは続きません。実はこのとき、体脂肪だけでなく落としたくない筋肉も一緒に落ちているのです。筋肉は1日のうちの大半（70％ともいわれています）のエネルギーを消費する基礎代謝をアップしてくれる大切な存在です。だから当然、筋肉が減少すれば基礎代謝もグッと下がります。

これだけでも十分、太りやすい体質への道を歩み出したわけですが、問題はそれだけでは終わりません。過度な空腹は、体にとって栄養が入ってこない"生命の危機"という非常事態となるため、体は少ない栄養でより多くの体脂肪を蓄えようと懸命に働きはじめてしまうのです。燃費の悪い超低代謝の体に退化すると言えばわかりやすいでしょうか？

さらに悪いことに、空腹はストレスとなり、命令を出す脳を疲弊させてしまいます。すると、脳疲労を回復するために多くの栄養分が必要になり、理性ではストップできないほどの強烈な食欲が生じてしまうことに。すると結局は食べ物を口にしてしまい、結果、ダイエットをする前よりはるかに多くのエネルギーが体脂肪として蓄えられ、あっという間にリバウンドしてしまうのです。空腹に耐えながら我慢した先がリバウンドなんて、悲しいですよね？　しかも、少ししか食べていないのに脂肪がつきやすくなる、いわゆる痩せにくく太りやすい体へと変わってしまうのです。

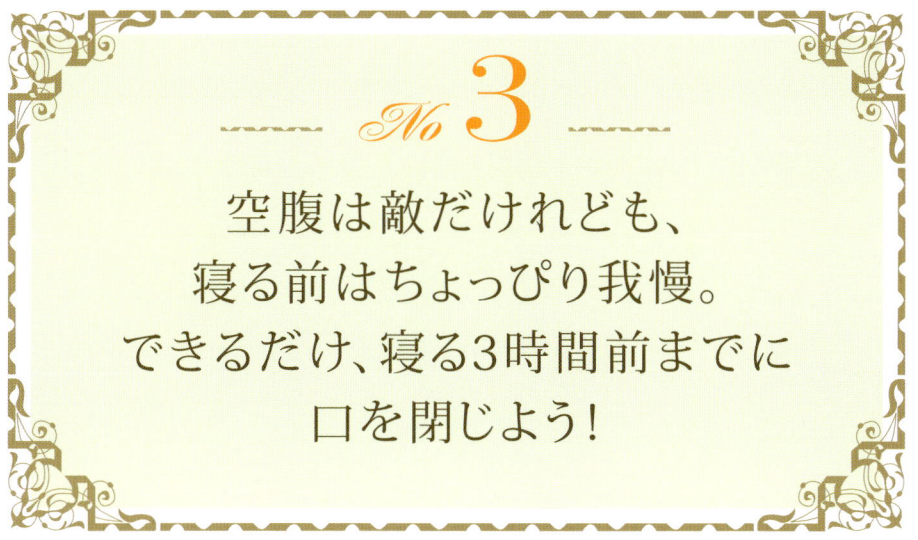

No.3 空腹は敵だけれども、寝る前はちょっぴり我慢。できるだけ、寝る3時間前までに口を閉じよう!

「空腹はダイエットの敵」ですが、寝る前は、少し状況が変わってきます。というのは、眠っているときにも、もちろん身体機能は働いているため基礎代謝はありますが、活動しないぶんだけ、エネルギー代謝量は低下します。ダイエット成功の秘訣として、空腹にならないことと同じくらい大切なのが、1日に口にする食品の栄養やカロリーは、その日のうちに使い切ってしまうことなのですが、そのためには、活動量の落ちる寝る前は、なるべく食事（間食）をするのは控えるのが賢明です。だからといって、夜の食事がNGというわけではありません。

よく「食事は午後6時までに済ませましょう」というダイエット記事を目にしますが、現実問題、それを実行するのは難しいと思いますし、私には無理です。ですから、私の場合、基本的には寝る3時間前までに最後の食事（間食）を済ませるようにしています。

また、傷ついた細胞を修復したり、体を痩せモードにシフトさせるためには、質の高い睡眠が欠かせませんが、胃のなかに未消化な食べ物が残っていると内臓がフル活動しなくてはならず、睡眠の質が落ちてしまいます。夜間の食事は、食べる時間とともに、内臓を休ませることができる内容かどうかチェックしながら食べることを忘れないでください。例えば仕事で帰りが遅くなった日は、簡単に用意できるゆで卵にトマトやアスパラガス、きゅうり、きのこ類などを合わせたサラダなどをよくいただきます（冷蔵庫にすぐ食べられるようにストックしてあります）。この時間帯は適度なたんぱく質と繊維質がとれるように考え、逆に炭水化物と脂質は、控えるのです。

№ 4

カロリーにとらわれ過ぎると、
大切なことを見落としてしまう。
大切なのはカロリーオフではなく、
必要な栄養素を見極めること！

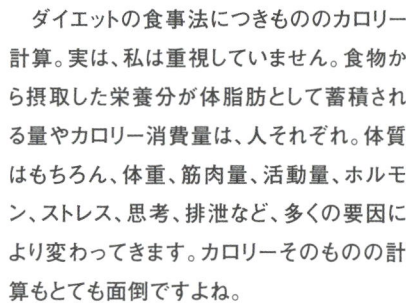

ダイエットの食事法につきもののカロリー計算。実は、私は重視していません。食物から摂取した栄養分が体脂肪として蓄積される量やカロリー消費量は、人それぞれ。体質はもちろん、体重、筋肉量、活動量、ホルモン、ストレス、思考、排泄など、多くの要因により変わってきます。カロリーそのものの計算もとても面倒ですよね。

外食時を考えてみてください。厨房でどんなレシピで調理しているのか、調味料や油は何を使っているのか、などなど、同じような料理でもカロリーは千差万別。例えばハンバーガーでもチーズ1枚加わることでなんと100kcalもの差が出ます。もちろんチーズの種類によっても多少変わりますし、パテに使われている肉やバンズによっても変わってきますよね？　食べ物を口にするたびに、

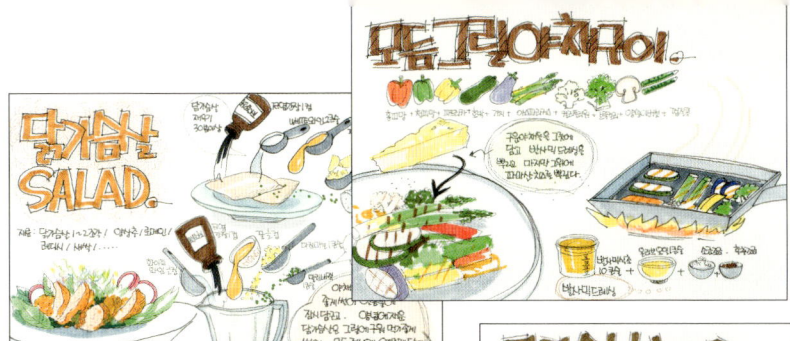

韓国には食べるものは薬であるという意味の"薬食同源"という言葉があります。食べることは、ただ空腹を満たすものではなく、体をよりよく作るためのものです。私のレシピも基本はこの薬食同源の考えに基づいて作っています。考案したレシピは自筆のイラストとともに書きためて、ファイルにストックしています。

この難解な計算を頭のなかで行うことは、明らかに食事の楽しみを奪う行為だと思いませんか？

"食べる"という行為は、人間が享受することのできる最大の快楽のひとつです。実際、私は食べることが大好き！ ダイエットは楽に続けてこそ成功する、というか、楽に続けられないダイエットは失敗のもとだと考える私にとって、そんなストレスフルなことは考えたくもないのです。

そもそもダイエットをするのは、キレイになりたいからですよね？ 私は、「痩せる＝キレイ」ではないと思っています。もちろん痩せることで得られるキレイもありますが、年齢を重ねてくると痛いほどよくわかりますが、栄養が充足されないダイエットは、決してキレイには痩せられません。しかもいったんマイナスに転じてしまったものをプラスにまで引き上げるのは、とても大変です。一番わかりやすいのは、肌ではないでしょうか？ 痩せるとともに、しぼんでハリのなくなった肌をもとに戻そうとしても、それは困難を極めます。

大切なのは、ただ痩せるのではなく、肌のハリや髪の輝きを満たしながら、しなやかなボディラインを再構築すること。そのためには、自分に必要な栄養素は何なのか見極めることがとても重要に。だからこそ私は、自分に必要な栄養素を知るためにも、カロリーだけに終始するのではなく、栄養についてもとことん学んだのです。また、それをおいしく食べるための調理法も。続けるためには、味は重要ポイントですからね。体によくておいしいレシピを考えるのは、今では私の生活の一部となっています。

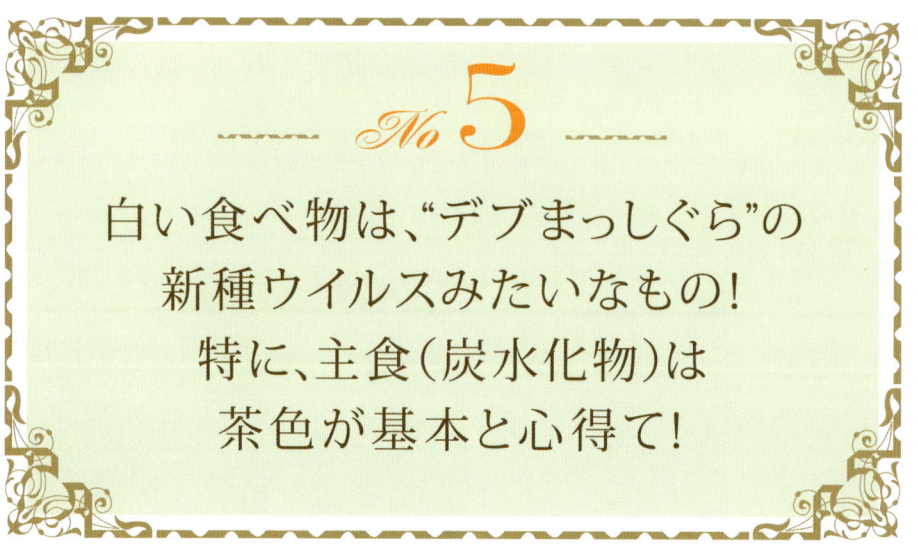

No.5
白い食べ物は、"デブまっしぐら"の新種ウイルスみたいなもの！特に、主食（炭水化物）は茶色が基本と心得て！

どんな食品をどう食べるかによって、体は見事に変わってきます。だからこそ、口にする栄養素については、最低限の知識を得てほしいと思うのです。まずは生活のなかからできるだけ排除してほしいもの…それは、白い食品！ここでいう白い食品とは、白米、小麦粉、砂糖（白砂糖）のこと。というのも、この3つは注意しないと、どんどん口にしてしまう可能性が高いのです。外食した場合はもちろん、自分で作る場合にも、調味料や加工食品などに配合されています。反対に、この3つの食品を意識して避けるだけでも、ダイエットとしての食の質はグンと上がってきます。

ダイエットを成功させるためには、体に過不足なく栄養を与えるため、少量でも栄養価がしっかりとれるものをいただく必要があります。しかし白米や小麦粉は、精製されて除去されたほうにこそダイエットにうれしい栄養が詰まっているのです。さらに、これらの食品は口当たりがよく食もすすむため、どうしても食べ過ぎてしまう傾向に。しかも、血糖値を急激に上げてしまいます。血糖値の急上昇がなぜNGなのかは後述しますが（P.21）、ダイエット成功のためには、血糖値コントロールも重要ポイントのひとつです。

まずは、精製された単純糖質である白い食品を避け、主食には未精製の玄米や全粒粉、雑穀をセレクトするように努めましょう。

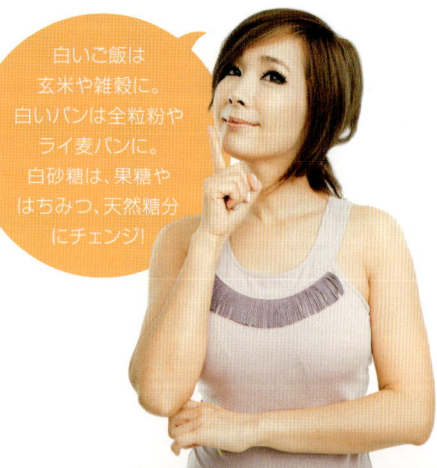

白いご飯は玄米や雑穀に。白いパンは全粒粉やライ麦パンに。白砂糖は、果糖やはちみつ、天然糖分にチェンジ！

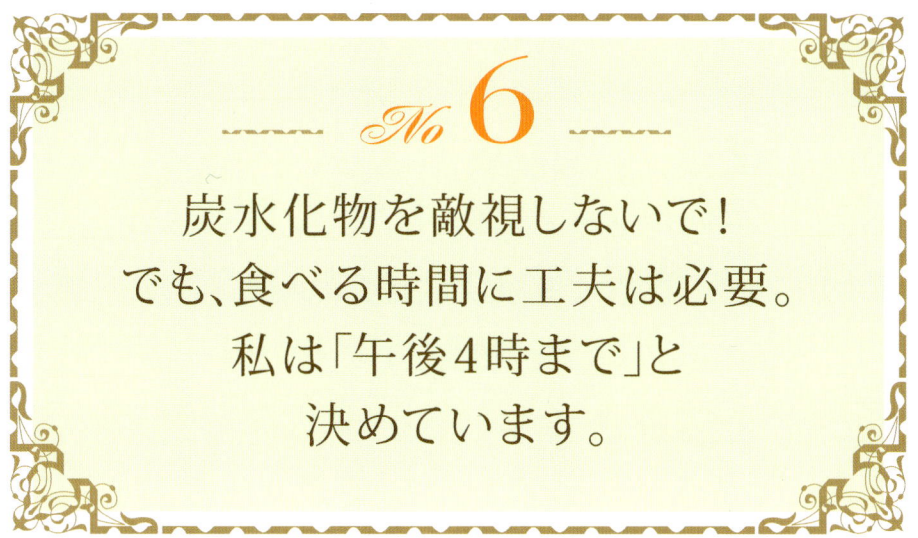

No.6
炭水化物を敵視しないで！でも、食べる時間に工夫は必要。私は「午後4時まで」と決めています。

ダイエット信者に長年根強い人気があるものといえば、炭水化物抜きダイエットですよね。炭水化物といえばすぐ思い浮かぶのが"ご飯"。そのため、「ダイエット＝ご飯を抜く、控える」という人が、とても多いように思えます。でもその考えは、とても危険です。というのも、炭水化物を抜いてしまうと、脳に必要かつ唯一のエネルギーである糖質（ご飯は、質のよい糖質摂取の筆頭です）がコンスタントに入ってこないため、低血糖となって無気力になったり、集中力が落ちてしまいがちに。さらに糖質は、体を動かす際のエネルギー源にもなるため、これが入ってこないと活動する活力すら低下させてしまうのです。これではキレイに痩せることなんて、とうていできません。

もちろん前述したように（P.18）、できるだけ白米は避け、玄米や雑穀などの精製されていない炭水化物（穀物）を食べていただきたいのですが、ご飯には炭水化物だけでなくたんぱく質も豊富なうえ、未精製ならばミネラルなども豊富に含まれています。しかも腹もちもよいため、結果的に食べ過ぎが防げるのです。だからこそ炭水化物は排除するのではなく、賢く上手にとっていただきたいのです。

ただし、食べる時間を自分の活動に合わせて工夫しましょう。人によって活動の内容や時間は違いますが、多くの人は、夜は活動せずに休息します。だから夜の炭水化物は、私は必要ないと考えます。私の場合、主食（炭水化物）は夕食前の間食まで。だいたい午後4時ぐらいまでです。夕食に主食をとらない代わりに、夕食前の間食でおにぎりやサンドイッチをいただきます。

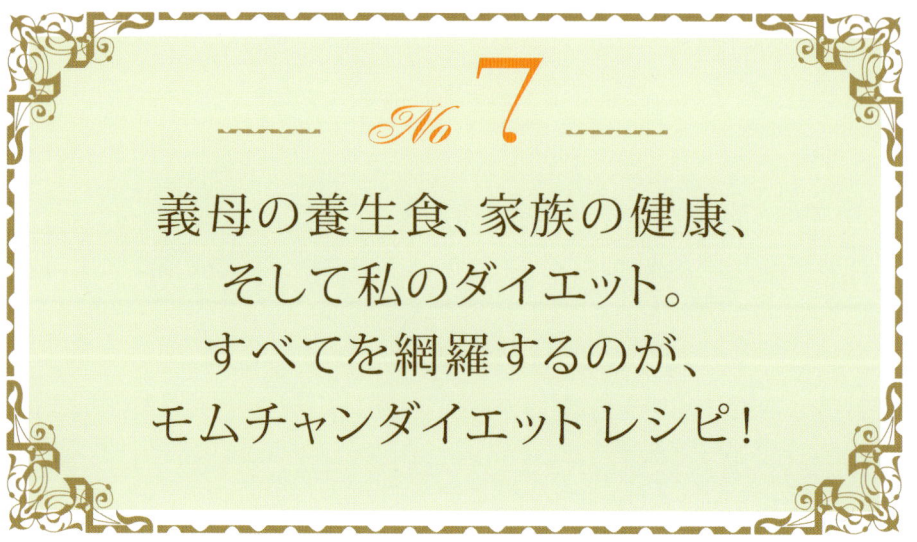

義母の養生食、家族の健康、
そして私のダイエット。
すべてを網羅するのが、
モムチャンダイエット レシピ！

ダイエット中、食欲の暴走スイッチをONにしないためにも、過度な空腹を感じないことが重要。だからこそ「1日6〜8食にしましょう」と説明してきましたが、いくらダイエットのためとはいえ、家族と同居しているし難しいかも……と感じられた人も多いことでしょう。確かに家族がいて自分だけのダイエットメニューを1日6〜8食も作るのは、大変というか、無理に等しいですよね。

でもご安心を！ 今回ご紹介しているモムチャンダイエット レシピのメニューは、私だけの特別メニューではなく、家族全員が食べている家族ごはんのメニューなのです。現在私は5人家族（義母、夫、子供2人、私）の主婦でもあります。私の作る食事が家族の健康を担っているだけに、自分のダイエットだけに注力することなど、とてもできません。

義母は糖尿病を患っているため養生食が必要ですし、育ち盛りの子供たちにはしっかりと栄養を与えたい。グルメな夫の食の趣味にも応えたい。でももちろん、自分のダイエットも続けたい…という、わがままな希望を叶えるために考案したのが、今回のレシピであり、食べ方なのです。

私は1日6〜8食いただきますが、例えば朝食であれば、食卓にご飯、汁物、主菜、そして副菜数種を並べます。このとき、共通のお皿から食べる副菜などはひととおりつまむものの、夫や子供たちと同じ量を食べません。自分なりに量を調節するのです。昼食も、例えばサンドイッチを作った場合、半分をサラダなどと一緒に12時にいただき、残りを14時頃に。「お腹がすいたら残りを食べればいい」という安心感があるため、自分の

ペースで食事ができます。

　また義母の糖尿病のための養生食ですが、これは、糖尿病対策としてだけでなく、ダイエットにも健康にも◎なため、義母だけ特別メニューを作るのではなく、食を楽しみながら養生してもらうためのメニューをいろいろ研究模索しました。義母は、夫同様、とてもグルメなため、おいしいと思わないものには箸を置いてしまうので、味にはこだわりましたね。

　そもそも糖尿病養生食では、血糖値を急激に上げない、つまりインスリンを急激に分泌させないことがとても重要です。というのも、インスリンは、血液中の糖を細胞にとり込んだり、糖を脂肪に変えることで血糖値を下げるからで、血糖値を上げ過ぎない食事は、太りにくい食事にも直結します。義母の養生食は、私のダイエットにもいいのです。そこで、血糖値を上げにくい未精製の主食を選んだり、煮物などを調理するときには、白砂糖の代わりにオリゴ糖やはちみつを使うなどして、おいしくて、ダイエットにも健康にも◎なレシピを考案しています。

※GI値とは、グリセミック インデックス(glycemic index)のことで、食品が血糖値を上げる速度をブドウ糖を100とし、相対的に表したものです。GI値が高い食べ物ほど、血糖値の上昇が速く、低いほど緩やかになります。

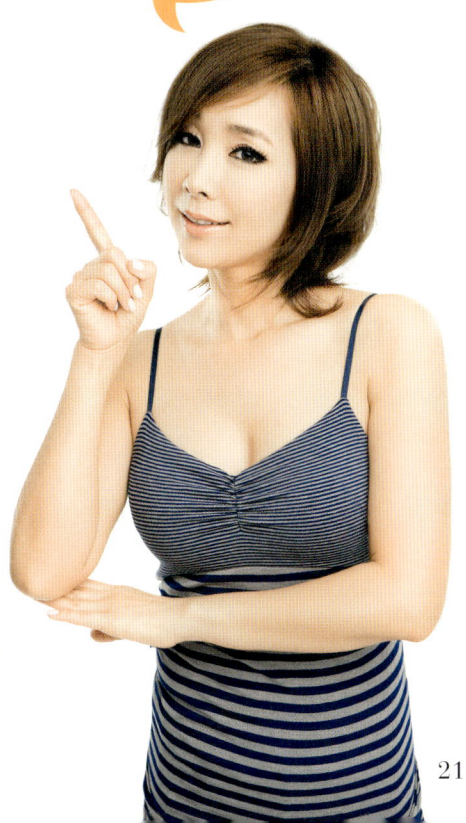

血糖値を上げない食品を覚えるために、わが家の冷蔵庫には、低GI値＊食品がひと目でわかるようにメモしてあります。

「もったいない食べ」は、やめて！

以前の私がそうでしたが、主婦として一家の食卓を守っていると、ついつい残りものを食べてしまいがちです。でも、これはとても危険！　もったいないから、ほんの一口だから……と思っていても、毎日積み重なれば結構な量に。しかも自分のなかでは、これは食べている計算に入っていないことが多いのです。自分では食べているつもりのないもので太ってしまうなんてイヤでしょ？　それこそもったいないですよ。

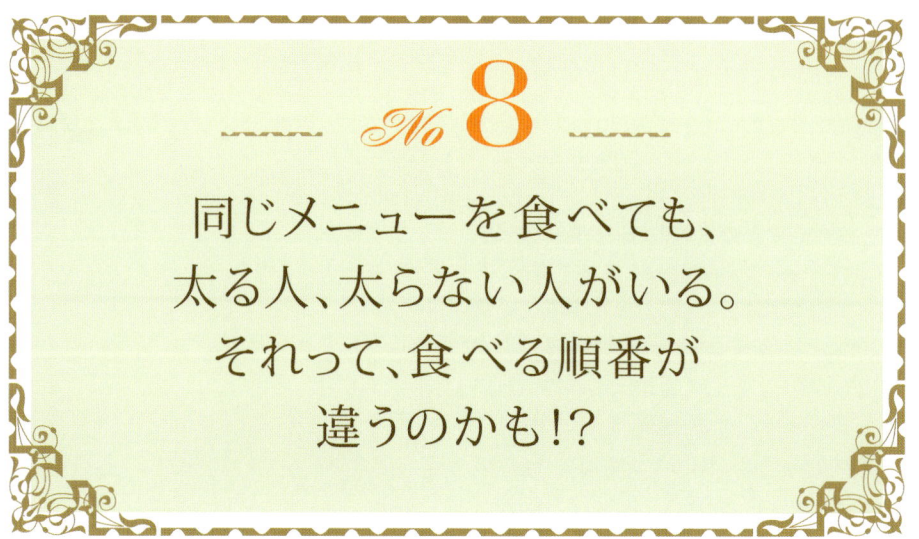

No.8
同じメニューを食べても、太る人、太らない人がいる。それって、食べる順番が違うのかも!?

　義母のためにはじめた糖尿病養生食。でも詳しく学べば学ぶほど、この食習慣は、家族の健康にも、私のダイエットにも、そしてアンチエイジングにもよいことがわかりました。インスリンを酷使させない血糖値を上げない食習慣は、糖尿病はもちろんダイエットにも効果的ですが、何より生活習慣病や老化防止のためにも◎。義母や夫、私自身の年齢を考えても、老化防止（アンチエイジング）にもよいというのは、うれしい限りです。

　血糖値の上昇を抑えるにはGI値に配慮したメニュー構成が大切ですが、その他にも、同じメニューを食べるにしても、食べる順番に気を配るだけで変わってきます。まずは、サラダやおひたしなど、「食物繊維が豊富な野菜」から食べはじめましょう。次は、魚や肉など、たんぱく質、脂質を含むメインを。ご飯やパンなどの炭水化物（糖質）は、最後に食べるのがよいと覚えておきましょう。いわゆる、会席食べやコース食べですね。

　これを覚えておくだけでも、ずいぶんと違ってきます。とにかくまずは、食物繊維から。厳密にいうと血糖値を上げないGI値の低いものから食べるのですが、おおまかに、「まずは野菜から口をつける」と覚えておけばよいと思います。

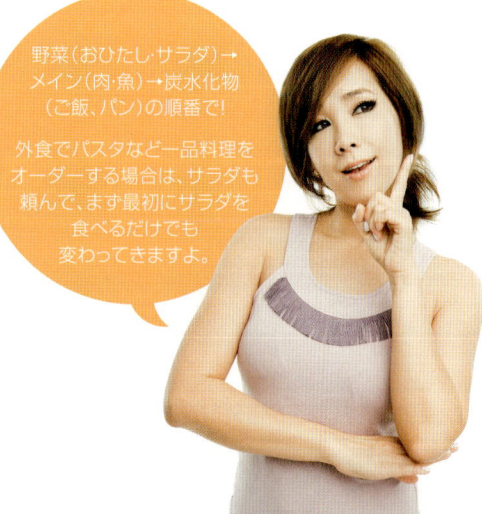

野菜（おひたし・サラダ）→メイン（肉・魚）→炭水化物（ご飯、パン）の順番で!
外食でパスタなど一品料理をオーダーする場合は、サラダも頼んで、まず最初にサラダを食べるだけでも変わってきますよ。

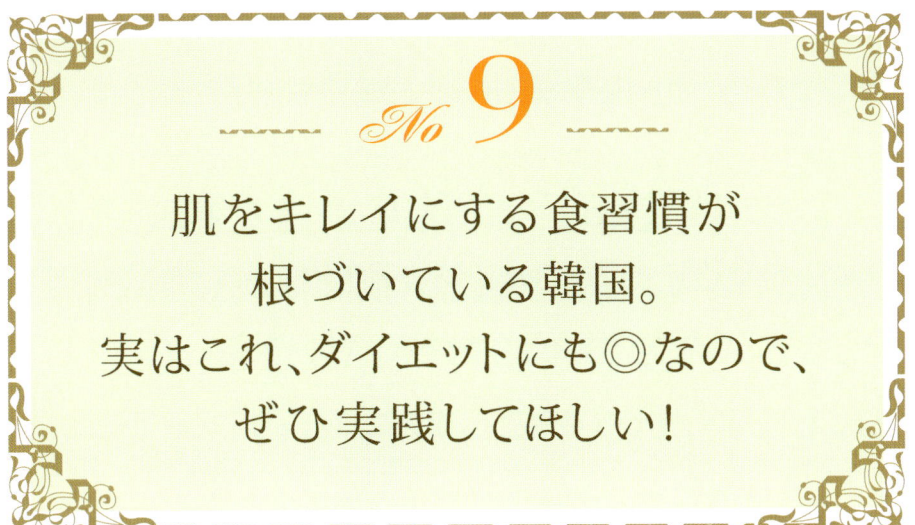

No 9
肌をキレイにする食習慣が根づいている韓国。実はこれ、ダイエットにも◎なので、ぜひ実践してほしい！

　2010年、2011年と続けて出版した著書が好評をいただいているため、最近では、日本のメディアから取材を受けることが多くなりました。そのときに必ず言われるのが、「肌がほんとにキレイですね！」ということ。45歳という年齢でプロポーションを維持している秘訣も熱心に聞かれますが、それ以上にどうやって肌の美しさを保っているのか本当によく聞かれます。これは、私の食習慣によるものでしょうが、実は私だけでなく、韓国の女性の多くが実践しているであろう食習慣が肌によい結果をもたらしているのだと思うのです。これは、ダイエットにもとても効果的な食習慣なので、ぜひとり入れていただきたいと思います。その食習慣は3つあります。
　まず1つめは、「野菜をたっぷり食べること」。韓国の食卓では、毎食必ず野菜がたっぷり登場します。ある調査によると韓国人は、日本人の約2倍もの野菜を食べているそうです。ビタミン、ミネラルの宝庫である野菜が、美肌によいというのは、もう説明しなくてもわかりますよね？
　2つめは、「腸内環境を整えてくれる発酵食品を欠かさないこと」。韓国の食卓に絶対に欠かせないもののひとつがキムチです。腸内環境が整えば便秘しらずになれるし、肌の状態もアップします。日本も、納豆をはじめみそなど発酵食品が豊富ですよね？　それを上手に利用していただきたいと思います。
　3つめは、「にんにくやとうがらしなど代謝を高める食材を頻繁にとること」。代謝がアップするということは、肌に栄養を運ぶ血流もよくなるため、肌もいきいき。ぜひ積極的に毎日とってほしいと思います。

No 10

空腹を鎮めて、落ち着きを招く美の秘密兵器！
持ち歩きおやつパックを、いつもバッグにしのばせておいて！

　このダイエットで、まず第一に考えてほしいのが、過度な空腹を感じさせないことだとお伝えしましたが、そのためにぜひ常備しておいてほしいのが、おやつパックです。とりあえずこれがあれば、空腹を感じたときに、ちょこちょこつまめますし、何よりこのおやつパックがあれば、市販のお菓子などについつい手を出してしまうこともありません。

　おやつパックのテッパンともいえるのが、野菜とフルーツです。トマトやきゅうりなどの生でも食べられる野菜はキレイに洗って食べやすい大きさにカットしておけばいいですし、アスパラガスやブロッコリーなどはゆでて食べやすい大きさにカット、そしてフルーツは、皮をむいてやはり食べやすい大きさにカットしておきます。

　他によく用意しておくのが、ゆで卵です。良質なたんぱく質がしっかりとれるのでおすすめです。家にいるときには、冷蔵庫に入れてストックしておけばいいし、外出時には、そのまま携帯することで、おいしく食べながら太りにくい体質を維持することができます。味つけは、基本的にはそのまま、もしくは塩とハーブをミックスしたハーブソルトなどでいただきましょう。

　また、果物は甘いものが欲しくなったとき、お菓子の代わりによくいただきます。しっかりした甘さがあるものの、ビタミンとミネラルが豊富で抗酸化物質も豊富なため、ケーキやお菓子、アイスクリームとは違って、罪悪感なく食べられます。ただし、果糖がたっぷり含まれているので、夜の間食にはいただきません。炭水化物と同様、果物も午後4時までのお楽しみとしています。

野菜や果物は、意外にもGI値が低め

おやつパックに野菜や果物を入れて持ち歩く理由は、野菜や果物がビタミンやミネラル、そして抗酸化物質が豊富ということもありますが、GI値（P.21参照）が低く血糖値を急激に上げないものが多いのも理由の1つ。甘く、血糖値が上がりやすいと思われがちな果物ですが、果糖はインスリンを刺激しないため、実は果物はほとんどGI値が低いのです。野菜もにんじん、かぼちゃ、いも類以外を選べば大丈夫です。

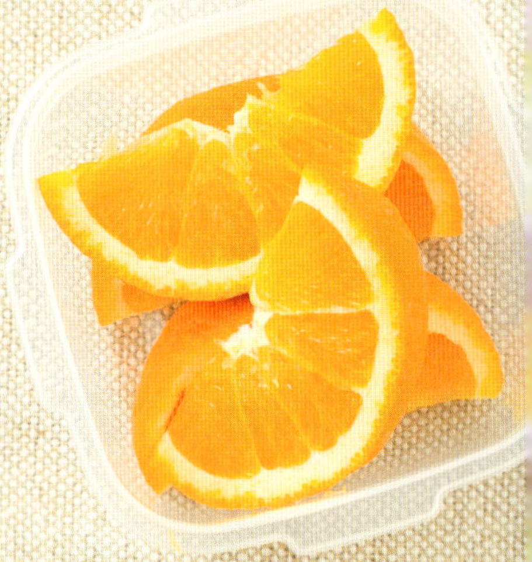

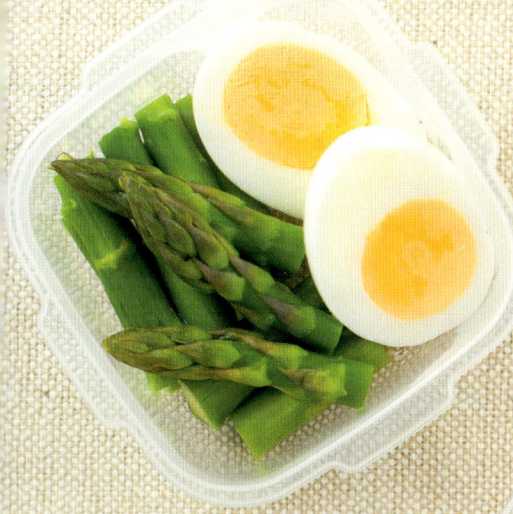

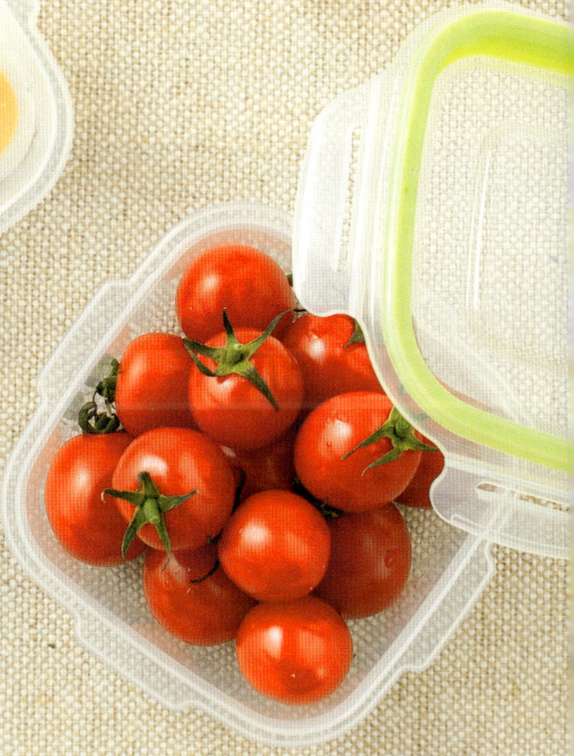

体がアルカリ性に傾けば、太りにくくなる!

野菜や果物を選ぶもう1つの理由が、フレッシュな野菜やフルーツは、体をアルカリ性に傾けてくれるから。実は、私たちの体は、アルカリ性になっていれば太りにくくなるそうなのです。反対に、酸性に傾いていると太りやすくなる。ちなみにアルカリ性に傾けてくれる代表が、野菜と果物。そして体を酸性に傾けがちなのが、肉や砂糖、アルコールです。

No 11

濃い味は過食を生む！
だから、薄味に舌を慣れさせて。
味覚は日々、食べるもので変わって
いくから、まずは続けること。

味の濃い食べ物は、食べ過ぎのもとに。おかずの味つけが濃いとご飯をついつい食べ過ぎてしまうことってありますよね？　ほかにもポテトチップスやおせんべいなど、胃はもう満足しているはずなのに、口が欲しくて手が出てしまうなんてことはありませんか？
　濃い味はそれだけあとを引きがちなのです。そう、知らず知らずのうちに過食を生んでしまうのです。
　さらに、濃い味ばかり食べてしまうと、薄い味や素材の味を感じとれず、ますます濃い味つけのものばかりを好んでしまうという悪循環に陥ってしまいます。そうなると過食になるばかりでなく、塩分のとり過ぎによりむくみやすくなるといった、ダイエットとは正反対の方向へと突き進んでいってしまうことに！　もし、味が濃いものを好む傾向があると自覚しているならば、この機会にぜひ舌の感覚が鋭敏になるよう訓練してください。そのためには、できるだけ化学調味料の使用は控えましょう。今回紹介しているレシピでも化学調味料などは使用せずに、だしは自分でとりますし、素材のもち味を生かすように薄味を心がけています。
　またサラダにかけるドレッシングなども、自分で作ります。市販品は、味が濃いだけでなく添加物が多いし、油や砂糖を必要以上に使っていることが多いため、私は、ドレッシングは自分で調味するのが一番だと思っています。そうすれば、材料の調味料もしっかり把握したうえで、好みの味つけに調味できますからね。
　また、濃い味に慣れた舌をリセットするために一番おすすめなのが、「さまざまな野菜

を生で食べる」ということです。野菜それぞれにある歯触り、舌触りとともに、ほのかな苦みや渋みを感じながら、素材の味わいを楽しむことを覚えましょう。今まで火を通していた野菜でも、実は生でおいしいものがたくさんあります。例えば大根や白菜、春菊、ちんげん菜などは火を通すこともありますが、わが家では生でいただくことも多いです。ゆっくりじっくり素材の味を楽しむことで、濃い味を好んでいた味覚もだんだんと薄味に慣れ、確実に好みが変わっていきますよ。

　実際、私の家族は、私が薄味料理を心がけるようになってから、好みががらりと変わりました。特に息子は、以前はとても濃くこってりとした味つけが大好きだったのに、今では薄味あっさり志向に。現在彼は、お寿司を食べるときにしょうゆをつけません。しょうゆをつけると、魚の風味と味を感じられなくなるからだそうです。大好きだった炭酸飲料も、おいしく感じなくなったといいます。その姿を見るにつけ、味覚は本当に日々、食べるもので変わっていくんだな、と実感しています。

　そして、なんとダイエット目的の私だけでなく、子供たちの体形も自然とスッキリしたのです。子供たちには量の制限はせず、私が作る料理を好きなように食べさせています。ただ、私の作る料理が薄味に変わっただけです。

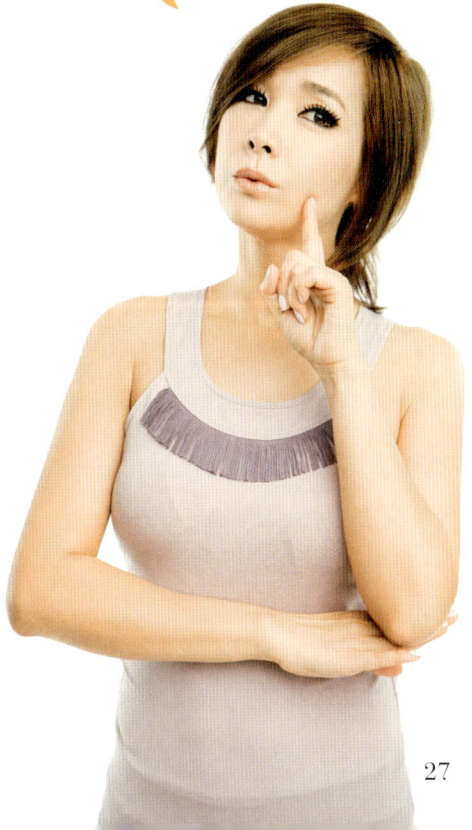

まずは、大根やにんじん、白菜などを火を通さずに食べてみて！ゆっくり噛んで味わえば、それまで感じられなかった新しい味を経験できるはず！

No 12

よく噛む。そして時間をかけて味わう。
そうするだけでも、
食べる量はもちろん、満足度も
変わってくるから不思議。

　薄味でも満足できる味覚へと訓練すると同時に、ぜひ気をつけてほしいのが、食べる速度。ゆっくりと味わいながら食事を楽しみましょう。実は、肥満傾向のある人は、おおむね早食いなのに気がつきませんか？　この早食い癖を直すだけでも、食べ過ぎを防ぎ、痩せる生活にはずみをつけることができるのです。

　そもそも私たちが満腹と感じるのは、お腹からではなく脳からの合図によります。食欲は、視床下部にある食欲中枢によってコントロールされています。血糖値が下がると、摂食中枢が刺激され「お腹がすいた！」と感じ、血糖値が上がると満腹中枢が刺激され、「お腹がいっぱい！」と感じるのです。しかしこの満腹中枢は、食事をはじめてから20〜30分経たないとその合図を送ってくれません。早食いしてしまうと、この指令が届く前にたくさん食べてしまい、食べ過ぎとなってしまうのです。これが続くと胃も大きくなり、ますます食べ過ぎ傾向が加速なんてことにも。これを防いでくれるのが、しっかり噛む、ゆっくり味わうということなのです。しかも、しっかり噛むことで、唾液がたくさん出て消化も助けてくれます。食べ方ひとつでも、ずいぶん変わってくるのです。

　だから、まずは意識してよく噛むことからはじめてください。実は、私も以前は早食いでした。そこで考えたのが、食べるスプーンを小さいものに変えること。韓国では食事をスプーンでいただくことが多いのですが、食事用のスプーンではなく、小さなティースプーンで食べるのです。一度に口に入れる量が少なくなるため、これは効きましたよ。

材料を大きく切ってみる。

ゴロゴロ野菜は、ひと口で食べられないため、どうしても箸やスプーンなどで細かくする必要が。肉もひき肉ではなく、かたまり肉をナイフとフォークを使って自分でひと口大に切って食べるようにする。このひと手間があるだけでも、違ってきます。

加工度の低い食品をセレクト。

加工度が高くなればなるほど、食材は食べやすくなります。加工度の低い食品をゆっくり食べましょう。例えばおやつの栗。むき栗を選ぶより皮つきを選んで自分でむいて食べる。焼き魚も切り身ではなく、小骨の多い一尾のままを。

箸やスプーンを、ひと口ごとに置く。麺類は、1本ずつ。

ひと口ごとに、箸やスプーンを置くというのも、早食い矯正に効果的です。また、お行儀は悪いですが、家ごはんのときなど、麺類をわざと1本1本食べてみてください。ゆっくり食べることに慣れるためには、意外と効果的なんですよ。

茶碗を小さくする。

これは、ゆっくり食べるというより、少量でも満足するための裏技。ご飯茶碗を子供用の小ぶりのものに変えてみましょう。実際に入っている量が少なくても、見た目には少なく感じません。

噛みごたえのある料理を用意する。

やわらかいものやスープ状のものは、どうしても流し込んで食べてしまいがちです。私は食事の際、メニューに1つは必ず噛みごたえがある料理を用意するようにしています。また主食を玄米や雑穀米に変えるだけでも、白米より噛みごたえがあるので、噛む回数は変わってきますよ。

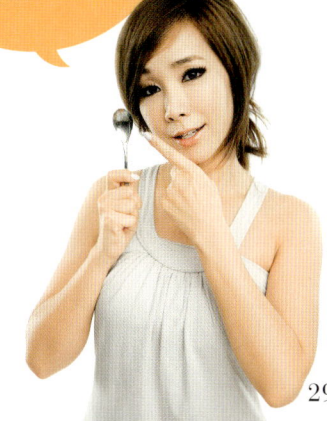

ゆっくり食べに慣れるには、ぶりっこ食べがおすすめ。いつも誰かに見られているかのように、おしとやかに、ひと口を小さく、小さく、優雅に食事しましょう。

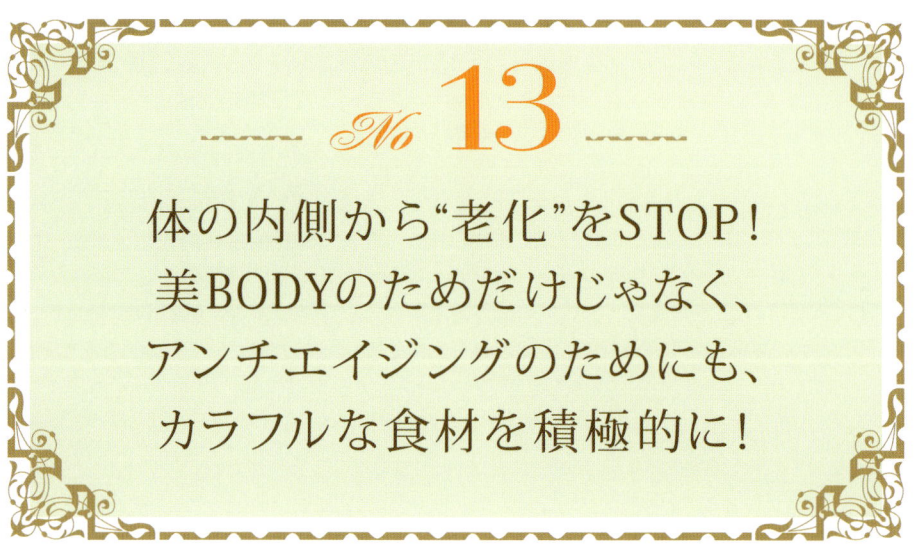

№ 13
体の内側から"老化"をSTOP！
美BODYのためだけじゃなく、
アンチエイジングのためにも、
カラフルな食材を積極的に！

私はできるだけ、いろいろな食材を食べるようにしています。なかでも、最近特に意識してとるようにしているのが、カラフルな食材です。というのも、カラフルな食材は、ファイトケミカルがたっぷりだから！

ファイトケミカルとは、赤ワインに含まれるポリフェノールやトマトの赤い色素であるリコピン、ブルーベリーなどに含まれるアントシアニン、大豆のイソフラボンなど、野菜や果物に含まれる機能性成分の総称です。最近とても注目を集めているため、ご存じの方も多いことと思います。

ファイトケミカルの種類はとてもたくさんあるため（1万種以上あるといわれています）、その名称はとても覚えきれませんが、その多くに、抗酸化作用があるため、これほど注目を集めているのです。抗酸化作用があるということは、老化の最大原因である酸化を防いでくれるということ。もちろん、あらゆる病気にも酸化は関わってくるため、抗酸化物質を積極的にとれば体の老化を食い止めるだけでなく、生活習慣病などの予防にもつながるといわれています。

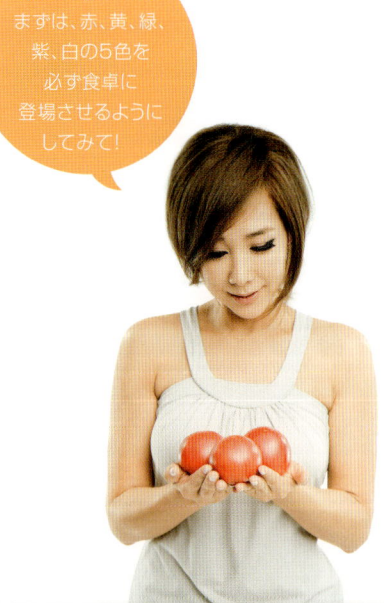

難しく考えずに、まずは、赤、黄、緑、紫、白の5色を必ず食卓に登場させるようにしてみて！

また食材に含まれるファイトケミカルは、1種だけを大量にとるよりも、いろいろな種類をまんべんなくとったほうが、お互いに助け合って働くのだとか！　それを知ってからは、食卓にできるだけカラフル野菜や果物を欠かさないようにしています。彩りに気を使うことで、今まであまり利用しなった食材にも興味を持つようになり、同じ食材ならば、よりカラフルなものを選ぶことも覚えました。例えばよく使う玉ねぎは、白玉ねぎではなく紫玉ねぎをセレクトしたり、色がいろいろあるパプリカなどは、1色だけでなく数色組み合わせたり。食卓にカラフルな食材をいろいろ登場させることで、健康に一役かってくれるだけでなく、目で楽しめて、体も喜ぶ、そんな食事の実現を目指しています。

カラー	果物	野菜	含有成分	成分の働き
赤	りんご、いちご、すいか、ザクロ、ラズベリー、さくらんぼ	トマト、生とうがらし（赤）、ラディッシュ、ビーツ、パプリカ（赤）	リコピン、β-カロテン、アントシアニン、ポリフェノール	心血管機能強化、がん予防、記憶力
黄	パイナップル、マンゴー、オレンジ、パパイヤ、柿、みかん	ズッキーニ（黄）、にんじん、とうもろこし、かぼちゃ	ビタミンC、β-カロテン、カロチノイド、バイオフラボノイド	がん予防、老化予防、免疫力を高める、視力を守る、心血管保護
緑	キウイ、アボカド、青りんご、青ぶどう（マスカットなど）、ライム	グリーンピース、ピーマン、ブロッコリー、ケール、ほうれん草、アスパラガス、きゅうり、春菊、にら	ルテイン、インドール、カリウム、ビタミン	がん予防、血中コレステロールを下げる、視力を守る、歯や骨を強化
紫	ぶどう（デラウエアなど）、ブルーベリー、プラム、イチジク	なす、紫キャベツ、紫玉ねぎ	アントシアニン、フェノール、フラボノイド	がん予防、血栓予防、記憶力・視力・腎臓によい
白	バナナ、梨、白桃	きのこ、カリフラワー、にんにく、玉ねぎ、じゃがいも、長いも、大根	アリシン、アントキサンチン、セレニウム	免疫力向上、高血圧・動脈硬化・骨粗鬆症の予防、がん予防

№14

脂質は、女性らしいボディラインやアンチエイジングにも必要なもの。キレイになるオイルを選んで、上手にとりましょう。

　ダイエットというと炭水化物と同じくらい悪者扱いされるのが、脂質ですよね。でも、ただ単に体重を落とすというのではなくキレイに痩せるためには、脂質の摂取はとても大切です。確かに、脂質は摂取量が多くなってしまうと体重コントロールはかなり難しくなってきます。でもとらなさ過ぎるのはとても問題！　脂質は、女性らしいカーヴィボディを作るのに欠かせない女性ホルモンの原料にもなるだけでなく、乾燥知らずのしっとりつややかな肌や髪のためには欠かせません。脂質をすべて排除して痩せたとしても、肌や髪はボロボロ、体形は魅力的などころか貧相になってしまうなんて、ちっともうれしくないですよね。だからこそ体によい脂肪と、よくない脂肪を見分ける目をもち、上手にセレクトして賢くとることが重要なのです。

　脂肪を作る基本的な成分が脂肪酸ですが、できるだけ避けてほしいのが飽和脂肪酸です。飽和脂肪酸は、あらゆる生活習慣病の筆頭原因だといわれている中性脂肪やコレステロールを増やしてしまいます。飽和脂肪酸は、動物性の脂肪に多く含まれるため、動物性の脂肪はなるべく避ける努力を。例えば鶏肉を使う場合は、皮を取り除くだけでかなり変わってきます。牛肉や豚肉は、赤身の多い部位を使うなど工夫しましょう。また調理の際に、ゆでこぼすなど下処理をするのもいいですね。

　そして、動物性の脂肪以上に気をつけたいのが、液体の植物性オイルに水素を加えて固定化したトランス脂肪酸です。トランス脂肪酸は植物性オイルが原料ですが、人工的に手を加えることで、有害な成分を含む

油に変質しています。そのため、とり過ぎると心臓病が発生するリスクが高まるだけでなく、糖尿病やがんの発生率を高めるという研究結果も出ています。トランス脂肪酸が多く含まれる食品は、マーガリン、ショートニング、そして何度も加熱を繰り返した油。「あまり使わないわ」なんて安心は禁物です。というのも市販のお菓子、パン、揚げ物やインスタント食品などには、トランス脂肪酸がたっぷり！　避けるためには、できるだけ家庭で素材から手作りするのが一番なのです。

逆に、適度にとりたいのが、不飽和脂肪酸です。なかでも脂肪を燃焼させる働きを高めてくれる効果がある、オメガ3脂肪酸は積極的に。オメガ3脂肪酸は、えごま油、亜麻仁油、そしてくるみ、アーモンドなどのナッツ類、いわし、さばなどの青魚に豊富に含まれています。ただし亜麻仁油やえごま油などのオメガ3系の油は、熱に弱いため、基本的にはサラダなどの生食のときに利用しています。熱を加える調理油には、ごま油やオリーブオイル、グレープシードオイルをよく使っています。

とりたいのは、不飽和脂肪酸！
特にオメガ3脂肪酸を積極的に。

一価不飽和脂肪酸
オメガ9脂肪酸（オレイン酸）
オリーブオイルやグレープシードオイル、アーモンド、アボカド、ピスタチオなどに含まれる。

多価不飽和脂肪酸
オメガ3とオメガ6に分けられる。
オメガ3脂肪酸：さば、さんま、さけ、いわし、ぶりの脂肪部位に多く含まれる。亜麻仁油やえごま油にも含まれている。
オメガ6脂肪酸：主に植物性オイルに多い。大豆油、とうもろこし油、ひまわり油、紅花油、ごま油などに含まれる。

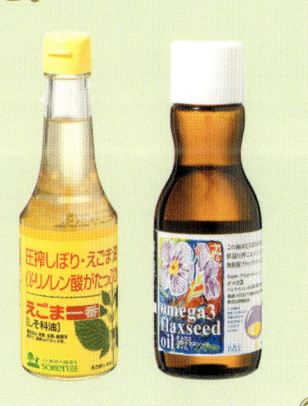

Column

BEAUTY 強化食 ①

トマト&ブロッコリー

アンチエイジング効果が高い
二大野菜といえば、コレ!
若々しさのために、
せっせと食べたい、トマト&ブロッコリーは、
私の美のベースにもなっている
まさに欠かせない食材です。

トマト

トマトといえばリコピンが有名ですよね。リコピンは熱に強く、トマトはソースやジュースにしても抗酸化力が落ちずにいただける貴重な野菜です。ほかにも、体内の余分な塩分（ナトリウム）を排せつしてくれるカリウムや、β-カロテン、ビタミンCもたっぷり! さらにトマトは、肥満の予防や、血流の改善による高血圧の予防など、万病の治療薬といわれるほど多くの効能を備えており、特に現代人の食習慣と関連した生活習慣病に対する効果に優れています。

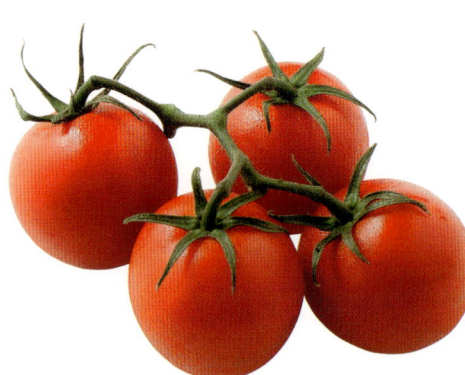

ブロッコリー

約200種類ものファイトケミカルが含まれているブロッコリー。このファイトケミカルの数は、野菜のなかでもダントツです。しかもブロッコリーには、ファイトケミカルだけでなく、抗酸化ビタミンの代表選手ビタミンCもたっぷり。なんとビタミンCの代名詞でもあるレモンの2倍も含まれています。ほかにもビタミンは、AをはじめB1・B2まで。ミネラルは、カルシウム、リン、カリウムが含まれています。さらには、発がん物質の活性を抑えるといわれるイソチオシアネートという成分まで含まれており、アメリカ国立癌研究所が選定した最高のがん予防食品の1つにも選ばれているんですよ。

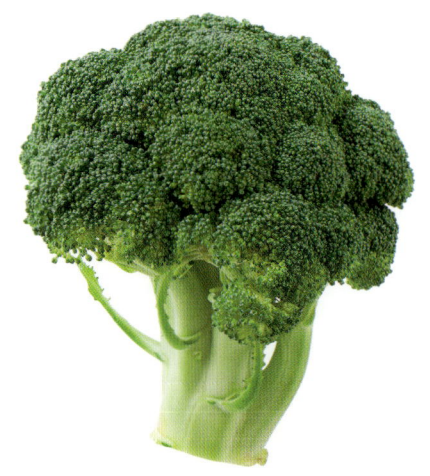

Part 2
Method
1日6〜8食メソッド

朝食 Breakfast

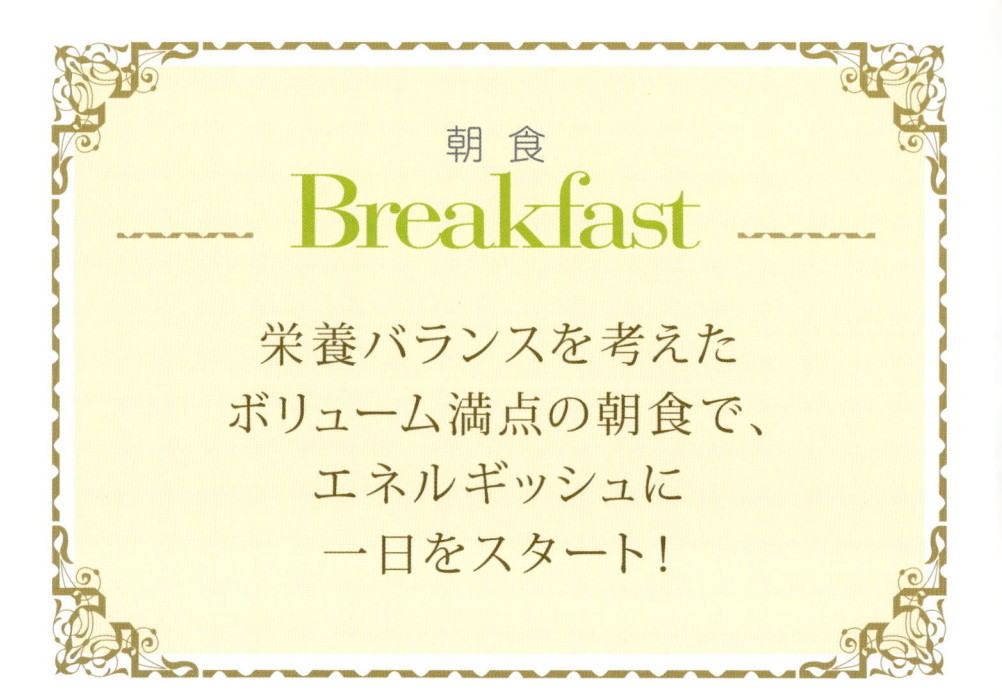

栄養バランスを考えた
ボリューム満点の朝食で、
エネルギッシュに
一日をスタート！

朝食は、わが家にとって家族で食卓を囲む大切な時間。それに朝は寝ている間に体の栄養が欠乏した状態なのですから、まっさらな体によい栄養分を補給するつもりでメニューを考えます。そのため、定食形式でしっかりといただくのが基本です。

内容は、ご飯、汁物、主菜に、副菜として小皿を数皿添えて。副菜は、家族全員でつつくので、多いときだと4～5種類あることも。種類があっても口にするのは1品につき2～3口なので、食べ過ぎにはなりません。むしろたっぷりエネルギー補充でき、朝から元気にスタートできます。

逆に、朝食をおろそかにしてしまうと、一日を活動的に過ごすためのエンジンもかかりません。家族皆で食卓を囲み、食事のパワーと家族の笑顔パワーで、朝から気持ちよくスタートするためにも、私にとって朝食の内容は、がんばって早起きしてでも充実させたいものなのです。もちろん朝食を食べたら、すぐに活動開始。掃除、洗濯などもササッと済ませ仕事にとりかかります。しっかり食べて、しっかり動く！が、私のモットーです。

ある日の朝食メニュー
朝食は毎朝、午前7時頃にいただきます。
玄米ご飯（P.123）、ちんげん菜と豆腐のひき肉炒め（P.85）、ほうれん草のみそ汁（P.129）、もやしのピリ辛ナムル（P.114）、きゅうりのカクテキ（P.131）

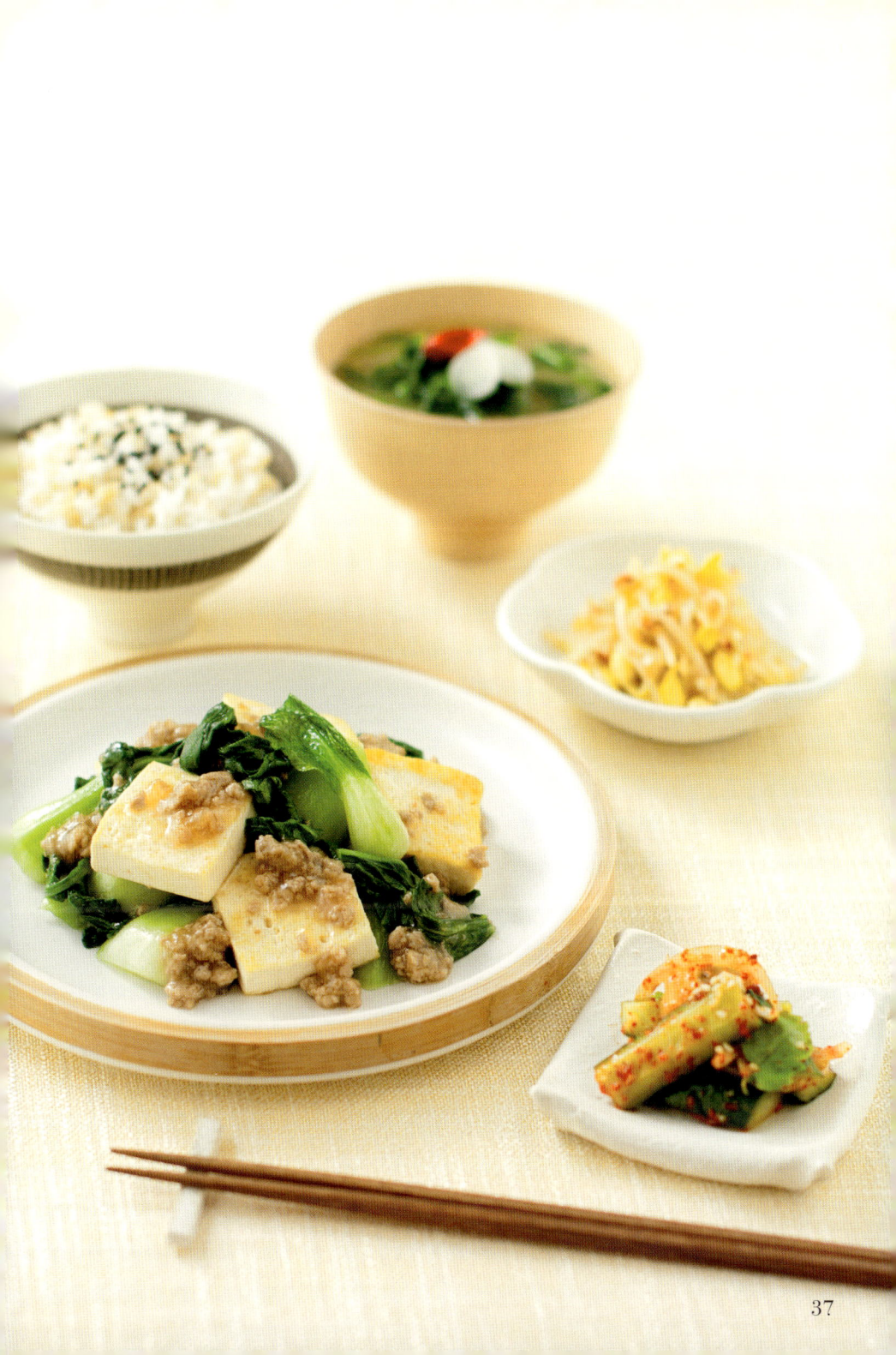

昼食 Lunch

活動量の多い日中は、
一番炭水化物をとる時間帯!
もちろん、たんぱく質&ビタミン・
ミネラルのバランスも考えて。

　最も活動量の多い日中のメインのエネルギー補給源である昼食は、炭水化物を比較的しっかりとるようにしています。ただし私は、朝食と昼食の間にも軽めの間食をとっているため、空腹過ぎる状態で昼食を迎えることはないため、いわゆる1人分の量はいただきません。そのときどきのお腹の調子に合わせて、調節しつついただいています。

　また、1日でとる主食（炭水化物）の総量は、ご飯にしてお茶碗で2杯程度です。この量は、だいたいどの日も変わりません。しかしたんぱく質の量は、活動内容で変わってきます。エクササイズをしっかり行ったときは、その後の食事で筋肉をリカバリーしてくれるたんぱく質をしっかりとりたいからです。

　また朝昼夜問わずフレッシュな野菜は、欠かさないようにしています。ちなみにエクササイズの前にエネルギーにすぐ変わる糖質が欲しいときは、バナナなど果物で補給しています。筋肉というとすぐにたんぱく質だと思いがちですが、活動エネルギーとなる糖質も必須なのです。とり過ぎは禁物ですが、不足しないように適度に賢くとりましょう。

ある日の昼食メニュー
昼食の量は、朝食後にいただく間食のボリュームによって調節します。
豆腐チキンバーガー（P.75）、トマトとモッツァレラチーズのサラダ（P.105）、ハーブティー

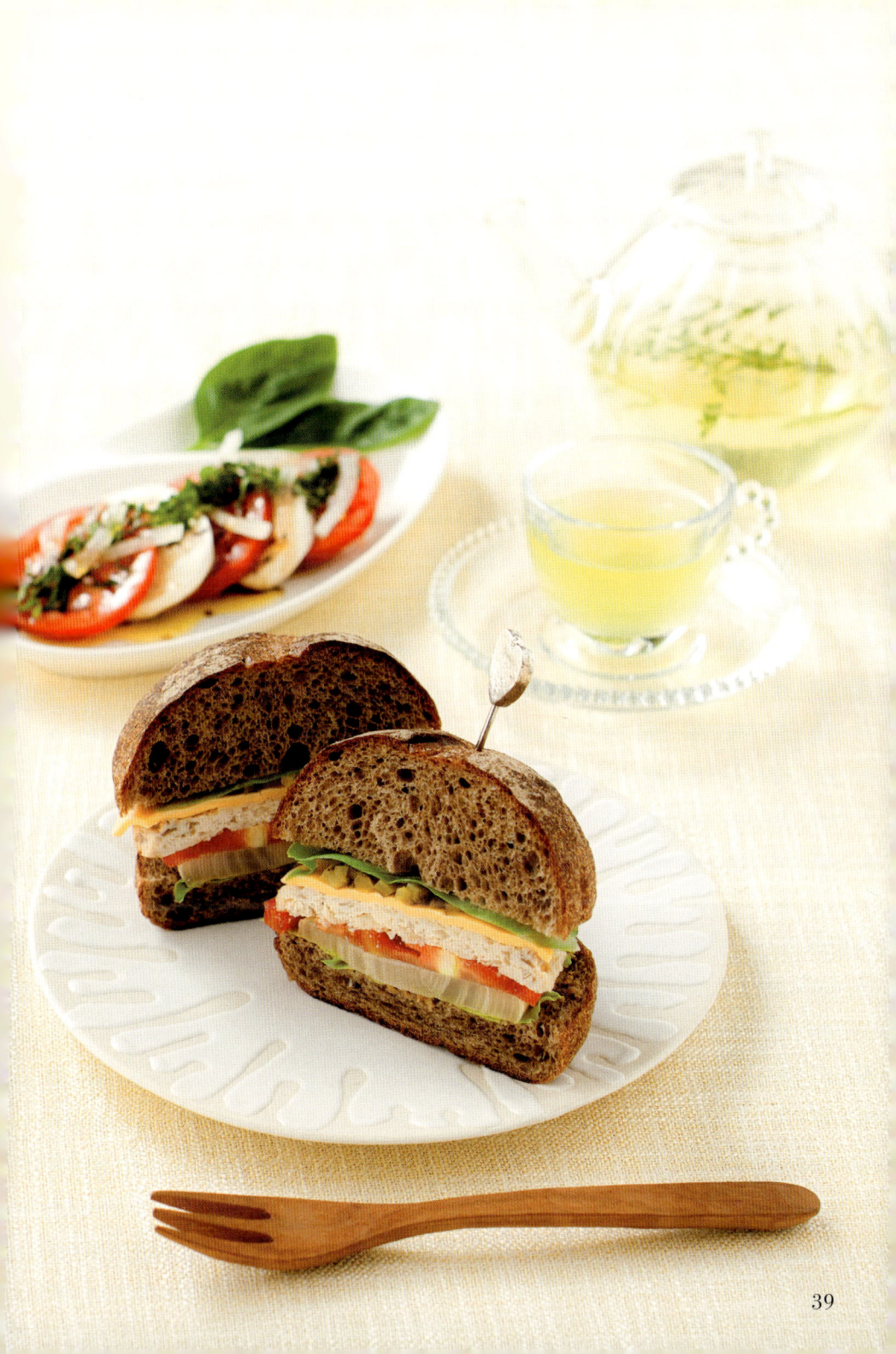

夕食 Dinner

夕食はたんぱく質と繊維質をメインに！炭水化物は控えたいので主食はいただきません。

　夕食は慎重にメニューを選びます。炭水化物を減らして、たんぱく質と繊維質が豊富な食材を食べます。夕食のあとはほとんど活動しないので、消費カロリーが極端に少なくなります。消費カロリーが少なく摂取カロリーが多ければ、当然、体脂肪として蓄積されます。ですから夕食では主食（炭水化物）はとりません。反面、たんぱく質は昼間の運動で損傷した筋肉を回復するためにもしっかりと。たんぱく質は体内で消化吸収、蓄積される間、炭水化物に比べて2倍以上のカロリーを消費します。だから、たんぱく質を多くとればとるほど、体はたくさんのカロリーを消費するのです。同じ量の炭水化物とたんぱく質をとると、たんぱく質のほうが早く満腹感が得られ、腹もちもよくなります。つまり、空腹感から食欲を感じることが減るということですね。

　たんぱく質といえば思い浮かぶのは、肉、魚、卵、豆腐ですが、これらもたんぱく質のみで構成されているわけではありません。脂質や、微量ですが炭水化物も含まれています。食材から栄養素を賢く摂取するためにも、ある程度の栄養知識は身につけたいですね。

ある日の夕食メニュー
昼間に運動をした日は、筋肉の修復を助けるためにも、
たんぱく質は意識して摂取します。
スモークチキンのヘルシーグラタン（P.86）、ブロッコリーサラダ（P.102）

41

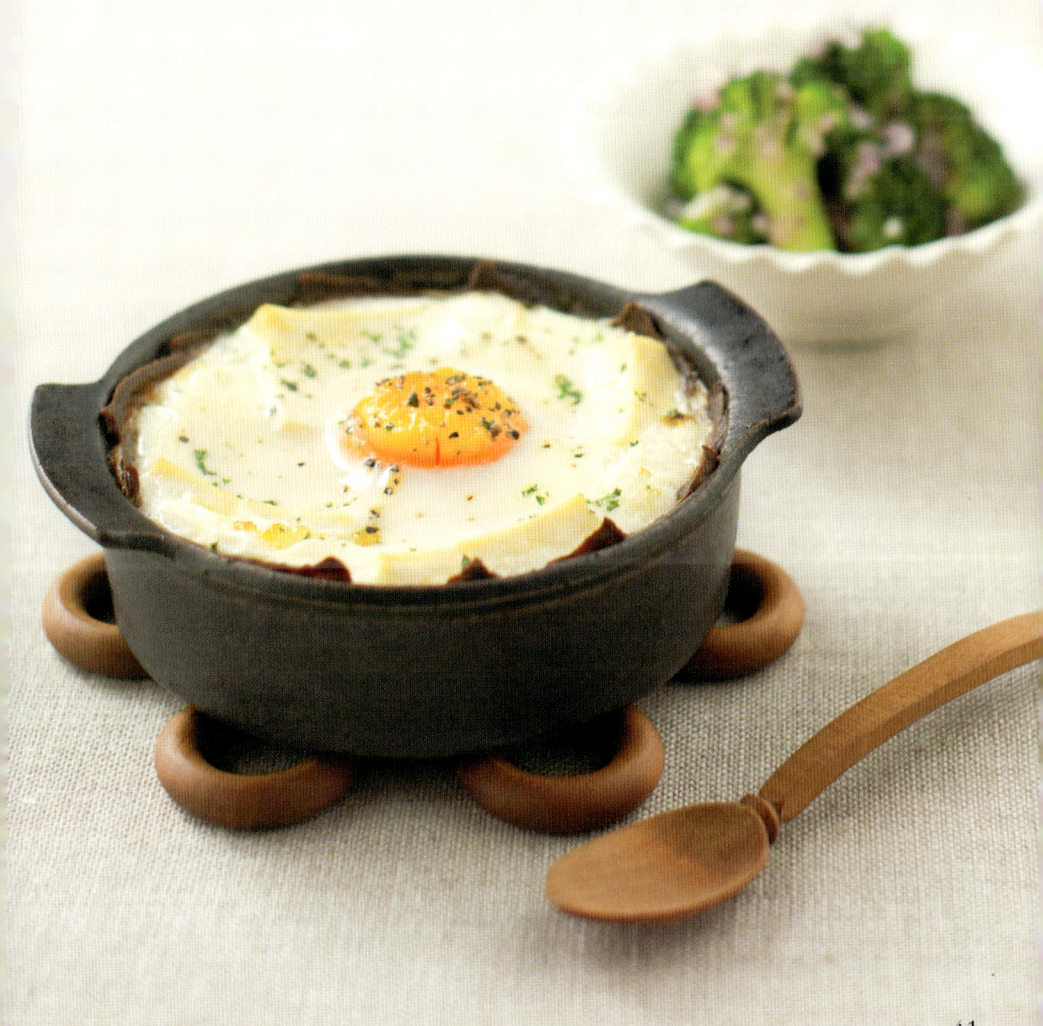

間食
Snack

食事でとれなかった
栄養補給もかねているので、
朝昼夕とのバランスを大切に。
最後の間食は、寝る3時間前までに。

　間食は、1日3～5回いただきます。間食といっても、お菓子を食べることはほとんどありません（大好きなチョコレートを1かけつまむことはありますが……）。基本的には、朝昼夕の食事でとりきれなかった食材や栄養素を補充することを考えて食べています。「野菜が足りていないな」と思えばスティック野菜やミニトマトをつまんだり、フルーツやナッツ類もよく間食でいただきますね。また、1人分のメニューを2～3等分に分けた量を間食にいただくこともあります。私たちの体は不思議なもので、1日の総量は変わらなくても、食べる回数を増やし、血糖値を急激に上げない食生活をするだけで、太りにくく痩せやすい体質にシフトできます。ですから忙しいときはバランスのとれたシングルコース（P.72参照）などを、単純に昼食と間食、夕食と間食に振り分けて食べることもあります。

　とにかく、「過度な空腹を作らない」ということが大切なのです。極端な食事制限は、空腹時間が多く、がんばって痩せにくい体を作っているようなもの。これを機に、「食べない＝痩せる」という間違った意識を払拭してしまいましょう。

ある日の間食メニュー
[10:00]　にんじんヨーグルトシェイク（P.135）
[14:00]　フルーツ（キウイ、いちご、りんご）
[16:00]　おにぎり（大根カキご飯、P.120）、おやつパック（アスパラスティック）
[21:00]　にんにく茶（P.139）

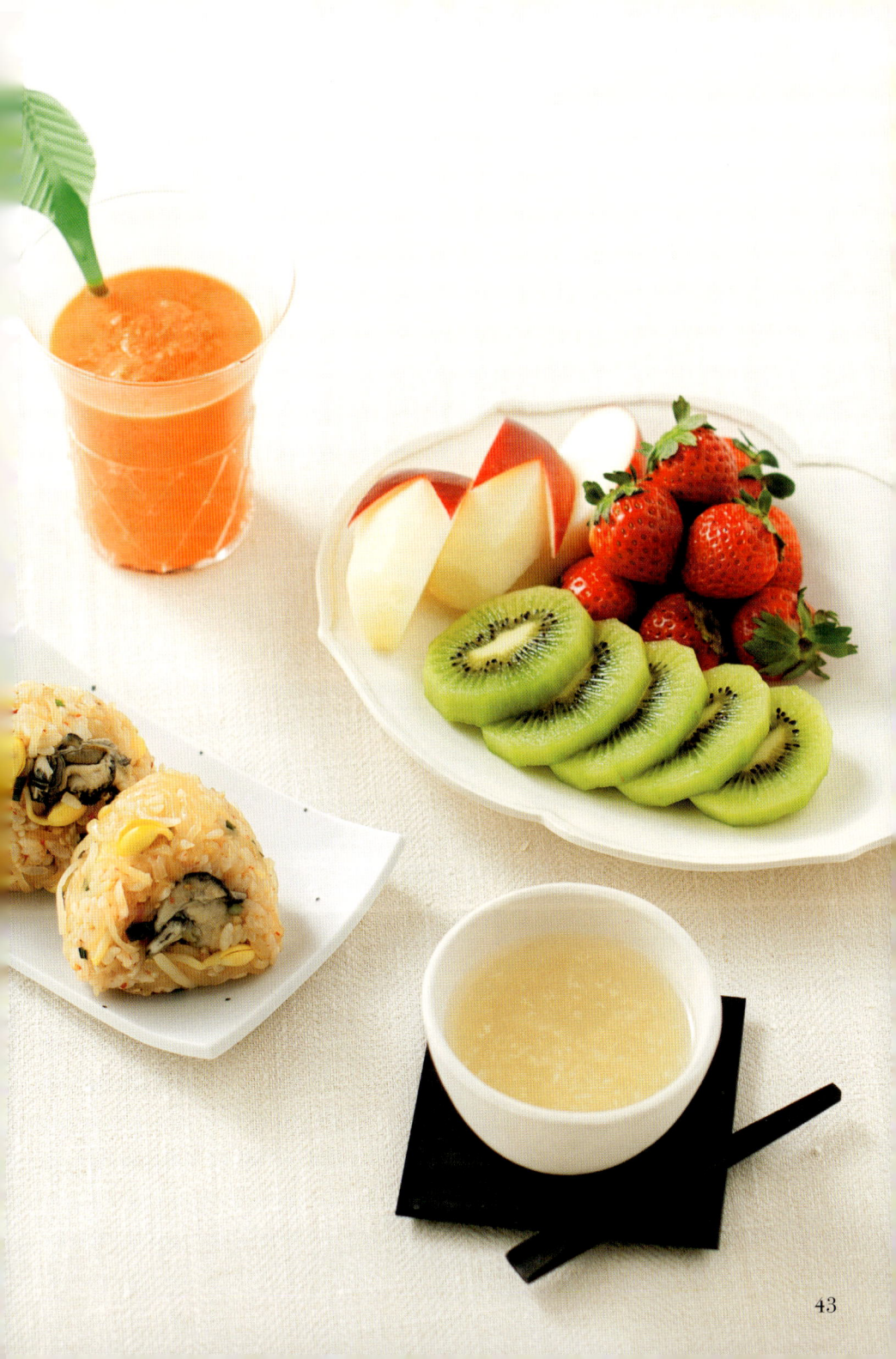

お水
Water

体内の老廃物を取り除き
巡りや代謝をUPしてくれるお水は、
ダイエット効果が出やすくなる
体質づくりに欠かせません。

水分補給は基本的には、お水で行います。もちろんお茶やジュースをいただくこともありますが、お茶はむくみや冷え対策のためだったり、リラックスするためだったりと効能重視で、ジュースは栄養補給が目的です（なのでジュースはフルーツや野菜などをミキシングした手づくりです）。単純にのどの渇きを癒すためには、純粋なお水（H_2O）が一番。必ず飲むようにしているのは、朝の起きぬけと運動の前後、そしてお風呂前です。

まず朝イチの水分補給は、眠っている間に粘度の高くなった血液の循環を促すためにもたっぷりと。ただし私は体を冷やしたくないので、最近では白湯（何も混ぜない湯）をいただくことが増えました。一気に飲むのではなく、体のなかを白湯が通っていくのを感じながらゆっくりといただきます。運動前後の水分補給には、常温の水を。銘柄には特にこだわっていませんが、汗をかいたあとのミネラル補給もかねて、ミネラルが豊富な硬水タイプをセレクトすることが多いです。

飲む量は、動きにくくなるほどでなければ、制限しなくて構いません。体と相談しながら、その時々に最適な量を決めてください。お風呂前の1杯は、お風呂で汗をかく呼び水となってくれますよ。エクササイズした日などは巡りがよくなっていますが、逆に取材などで一日中運動ができずに座りっぱなしだったときなどは、お風呂でしっかり汗をかいてデトックスすることで、むく

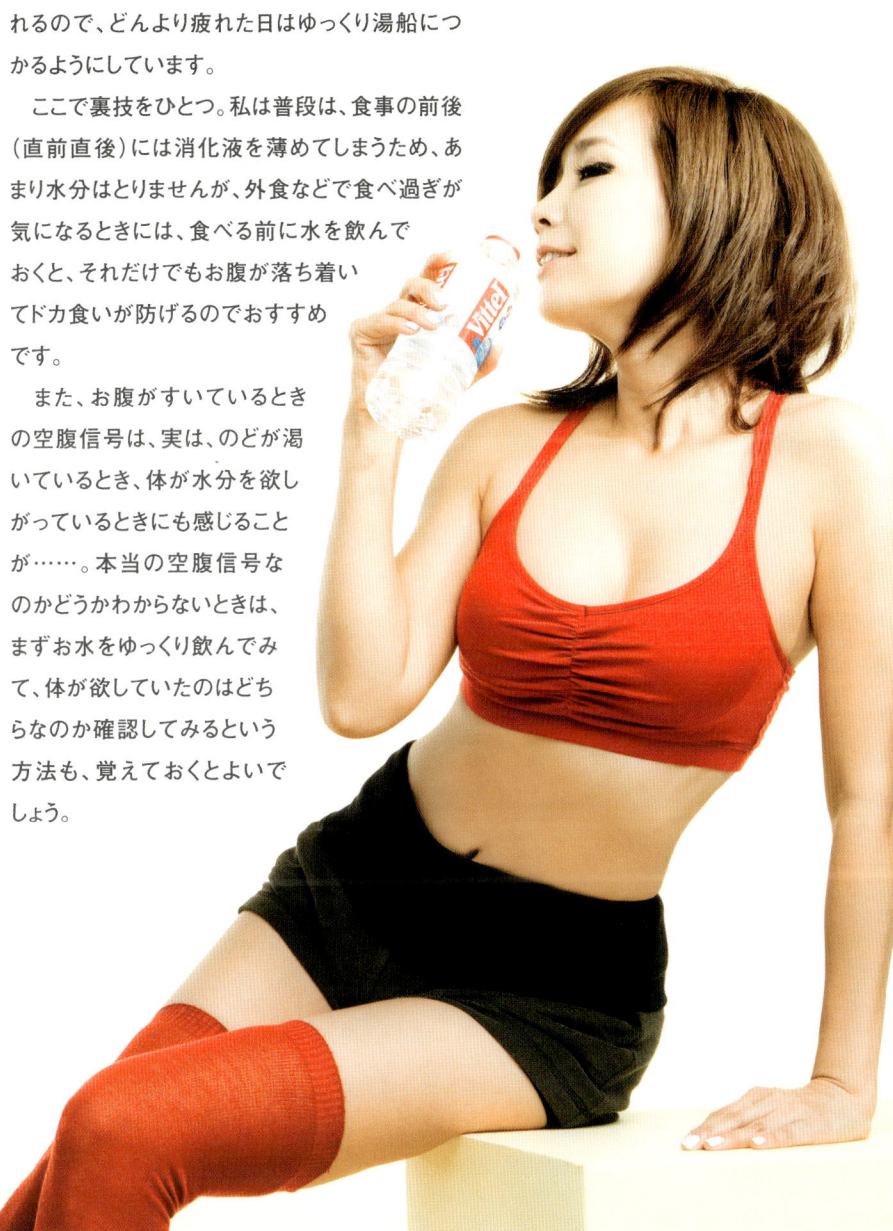

みの解消はもちろんのこと、滞っていた老廃物を
しっかり排出。それだけで肌のくすみもサッと晴
れるので、どんより疲れた日はゆっくり湯船につ
かるようにしています。

　ここで裏技をひとつ。私は普段は、食事の前後
（直前直後）には消化液を薄めてしまうため、あ
まり水分はとりませんが、外食などで食べ過ぎが
気になるときには、食べる前に水を飲んで
おくと、それだけでもお腹が落ち着い
てドカ食いが防げるのでおすすめ
です。

　また、お腹がすいているとき
の空腹信号は、実は、のどが渇
いているとき、体が水分を欲し
がっているときにも感じること
が……。本当の空腹信号な
のかどうかわからないときは、
まずお水をゆっくり飲んでみ
て、体が欲していたのはどち
らなのか確認してみるという
方法も、覚えておくとよいで
しょう。

フリーデイ
Free day

週に1度のお楽しみ。
フリーデイには、
食べたかったものをいただきます。
ノーストレスのためにも大切です。

　ノーストレスでいるためにも週に1度はフリーデイを設けています。私の場合、家族で外食することの多い日曜日がフリーデイです。メニューに制限はありません。普段は食べないピザやケーキなど、そのとき食べたいな…と思ったものをいただいています。
　フリーデイは、息抜きとなると同時に、体が求める栄養分を補給するという面からも必要です。無性に何かが食べたくなるときは、その食べ物に含まれる栄養分を体が必要としているのだと思います。ピザが食べたくなったら、体がピザに含まれる栄養分を求めているのでしょう。ところが、それが補給されないと、体は非常事態だと判断し、体脂肪を蓄えはじめます。
　1つ注意してほしいのは、フリーデイは変則的にしないこと。例えば、毎週日曜日と決めたら、食べたいものがあってもできるだけ日曜日まで我慢するのです。フレキシブルに金曜日に変えたりすると、体が適応できません。毎週決まった曜日に食べたいものを食べるようにすれば、体もそのスケジュールに合わせて食べたいものを要求するようになります。フリーデイを決めておけば、ダイエット初期にありがちな、食欲の暴走もある程度抑えることができます。食べられないと思うより、何日か後に食べられるという希望があれば、途中での挫折はしにくいのです。

> **Point**　フリーデイは制限なしといっても、それはメニューのこと。量は自分なりにできるだけ調整します。また一度に多くをドカ食いしない、空腹を作らずちょこちょこ食べる、ゆっくりしっかり噛んで食べるという方針は、必ず守りましょう。

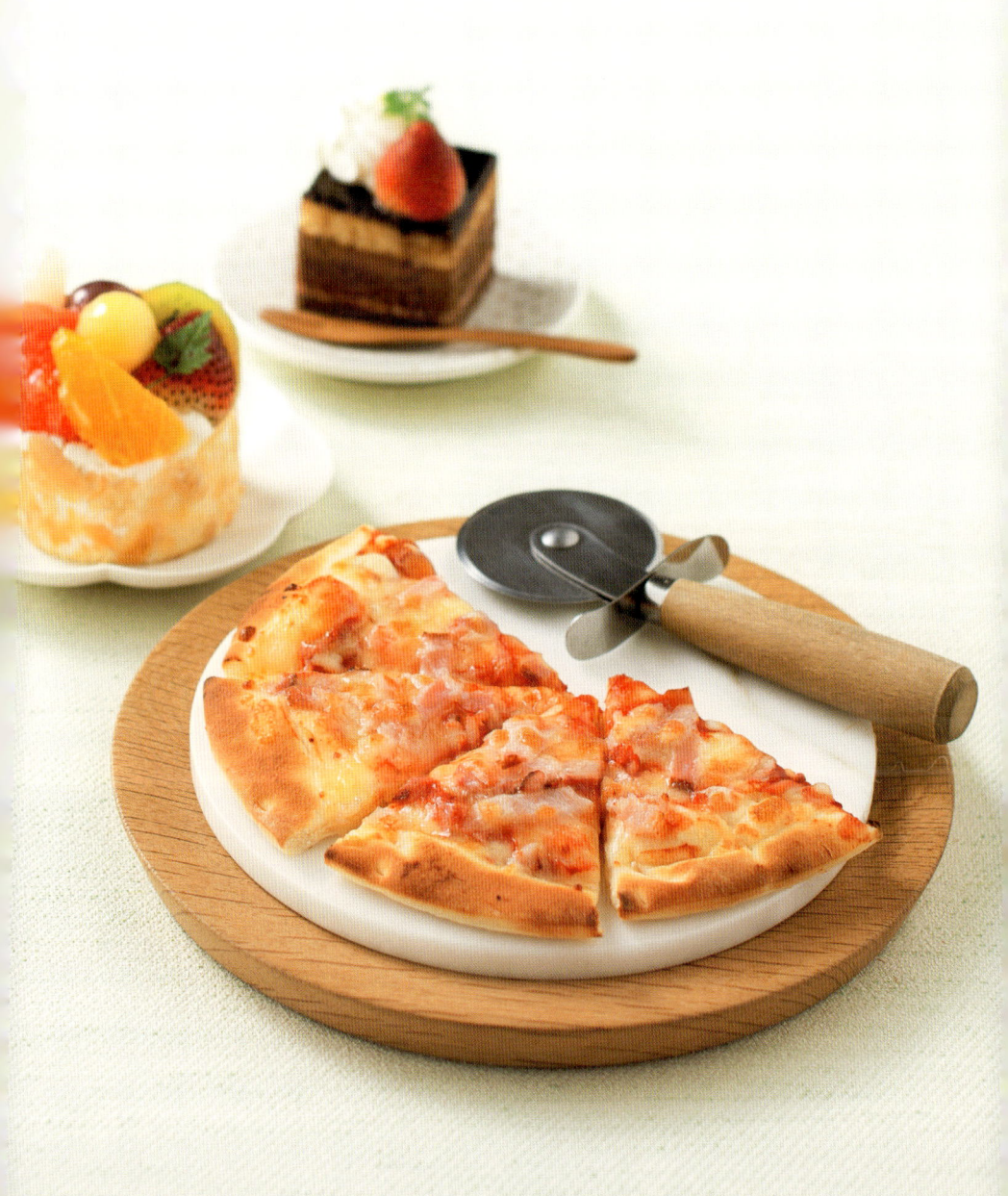

外食
Dining out

つきあいなどで外食が
増えてしまうことは、よくあるもの。
そんなとき、どうのりきるか？
ここで伝授します！

　ダイエットは、人生を豊かに過ごすための手段であって、目的ではありません。なので、外食は誘惑が多過ぎるからといってお誘いを断ってばかりもいられません。というか、そんなの、つまらないですよね。だから、外食も自分なりのペースで楽しみましょう。

　もし外食で食べ過ぎてしまうのが心配ならば、P.45のお水のところでも紹介したように、食前にお水を飲んでおくのもひとつの手です。ほかにもささみやビーフのジャーキー、ゆで卵など、たんぱく質を多く含んだ食品を食べておくのもおすすめ！　たんぱく質は満腹感が得られやすく、腹もちもいいので、食べ過ぎを防げるのです。

　そして忘れてならないのが、出された食べ物をしっかり時間をかけて咀嚼して、味わっていただくこと。これを守るだけでも食べ過ぎはずいぶん防げます。

　また、メニュー選びでの注意点は、味の濃いものを控えること。特に辛いもの、しょっぱいもの、甘いものは味覚を刺激し、食欲を増進させてしまいます。とはいえ、なかなか外出先では難しいこともあるでしょう。そんなときは、P.22で紹介した、食べる順番で血糖値を上げない方法を思い出して！　まずは野菜。特に生野菜から食べるのがおすすめです。最初に食物繊維をたっぷりとって、続いてメインのたんぱく質へ。ご飯類など炭水化物は最後にいただくようにしましょう。洋食などでパンがついているときは、すぐにパンに手を出すのではなく、せめてスープをひと口ふた口飲んでからにして。それだけでも違いますよ。覚えておいてくださいね。

　また外食が続くと、野菜をとるようにして

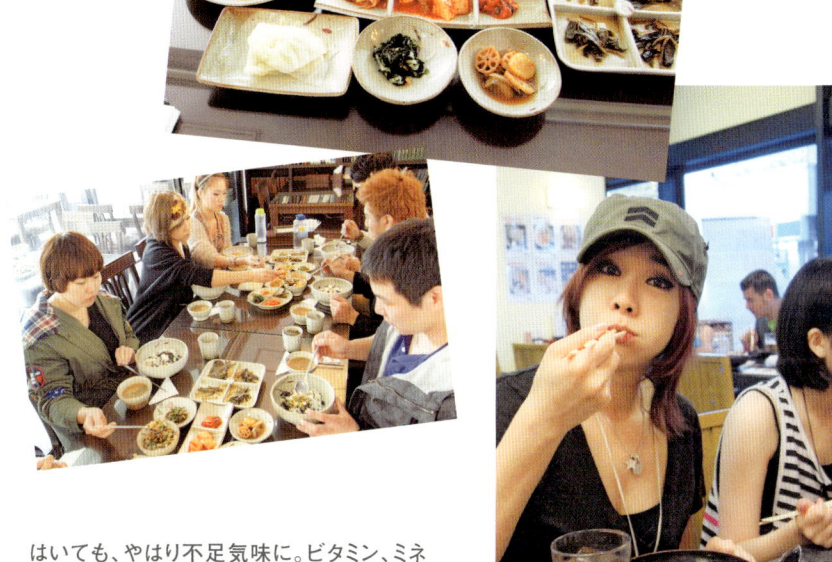

はいても、やはり不足気味に。ビタミン、ミネラルなどの微量栄養素はもちろんですが、食物繊維の不足が気になります。なので、外食後は食物繊維が豊富なデトックス素材を意識してとるなど、自分なりの調整をしてくださいね。また、食べ過ぎてしまったときは、P.64～69のリセットプログラムのメニューなどを利用するのもおすすめです。

　そして一番大切なのは、うっかり食べ過ぎてしまっても、決してネガティブにはならないこと！　日々、ちょこちょこ食べを続けて習慣になっていれば、たまに暴走してしまっても、すぐリセットできるようになります。ストレスをためてしまうより、その時間を楽しんで、おいしくいただきましょう。もちろん腹八分目、七分目まででストップできるならば、そこでストップを。臨機応変に、賢く、楽しく食べましょう。

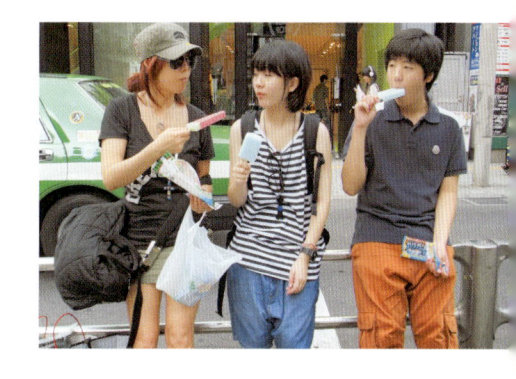

49

\よくある悩みも、これで解決！／

こんなとき、どうすればいいの？

教えて
ダヨンさん！

Q&A

Q 忙しくてなかなか間食用の食事まで用意できません。コンビニにあるもので、間食におすすめなものを教えてください。

A 加工度の低いものを選びましょう。

私も外出が続くときなどは、コンビニで間食を選ぶことがよくあります。市販のものから間食を選ぶ基準は、体が喜ぶかどうか。できるだけ自然なもの、加工度の低いものがいいですね。素材が見えるものといえばわかりやすいでしょうか？
例えば、サラダ、フルーツ（バナナやカットフルーツなど）、ナッツ、ヨーグルトなどですね。他には、たんぱく質をとるためにビーフジャーキーやササミジャーキーなどをセレクトすることもありますよ。
サラダは、食物繊維の豊富な海草と葉野菜メインのグリーンサラダ系がおすすめです。ポテトサラダなどはマヨネーズがたっぷり使ってあるので、サラダと名はついていますがおすすめできません。また添付ドレッシングの使用はできるだけ少量にとどめるように注意しましょう。時間がとれずに、とりあえず何かお腹に入れておきたいというときに利用しているのが、果汁100％の野菜ジュースや、ダイエット用ゼリー飲料です。せっかく便利なコンビニ。賢く利用したいですね。

Q 甘いものが大好きで、どうしてもやめられません。

A 砂糖の甘さではなく、自然な甘さの果物をチョイスして！

人間の味覚のうち、一番中毒性が強いのが甘味だそうです。甘いものは舌を満足させるかもしれませんが、とり過ぎは体に致命的な病気をもたらす可能性が高いので、控えたいですね。私は甘いものが食べたくなったら、果物を食べています。

Q フリーデイ以外の日にイベントがあり、
たくさん食べてしまいました。
どうすればいいでしょうか？

A すぐ、ちょこちょこ食べの
日常に戻れば大丈夫!

　まず気にしないこと。ダイエットにストレスは禁物です。その時間をおいしく楽しく過ごせたことは、とてもよいこと。それに、普段からちゃんとちょこちょこ食べを実践していれば、たまにルールを破ったからといって太ってしまうことはありません。守れなかったことでストレスを感じてしまうことのほうがよくありませんしね。ここは気持ちを新たに、正しい食習慣を続けましょう。
　でも、頻繁にルールを破るのは避けてくださいね。また食べ過ぎがどうしても気になるときは、P.64～69のリセットプログラムのメニューで、気持ちと体を落ち着けるのもひとつの手ですよ。

Q 育ち盛りの子供のごはんと、
私のちょこちょこ食べ。
両立するにはどうすればいいでしょうか？

A たんぱく質メインのおかずを
1品増やすなどの工夫を!

　わが家では、家族全員が同じメニューを食べています。ダイエットモードの私も、育ち盛りの子供も、もちろん主人も義母も同じです。ただし食べる量はそれぞれ違います。私のレシピは、ダイエットにも健康にもうれしい料理なので、誰にでもおすすめです。もちろん、おいしい!　わが家では家族全員が、「家ごはんが一番おいしい」と言ってくれます。やはり食事はおいしく、楽しくいただきたいですからね。
　基本的に、メニューは一緒ですが、共通のメニュー以外に増やす場合もあります。例えば、私は夕食に主食(炭水化物)はいただきませんが、それは前の間食などで食べているから。でも、家族にはもちろん主食をつけます。また、育ち盛りの子供たちのために「たんぱく質が少し少ないかな?」と思えば、メインを1品足したりもします(簡単にお魚やお肉を焼いたりですが……)。
　また、わが家では副菜を常備菜としてよくストックしてあるので、私が手をつけなくても、食卓に並べることも。こうすれば、育ち盛りのお子さんでも栄養バランスが乱れることはありません。多種多様な食品をいただくというモムチャン流食生活は、むしろ成長にもよい影響があると思いますよ。

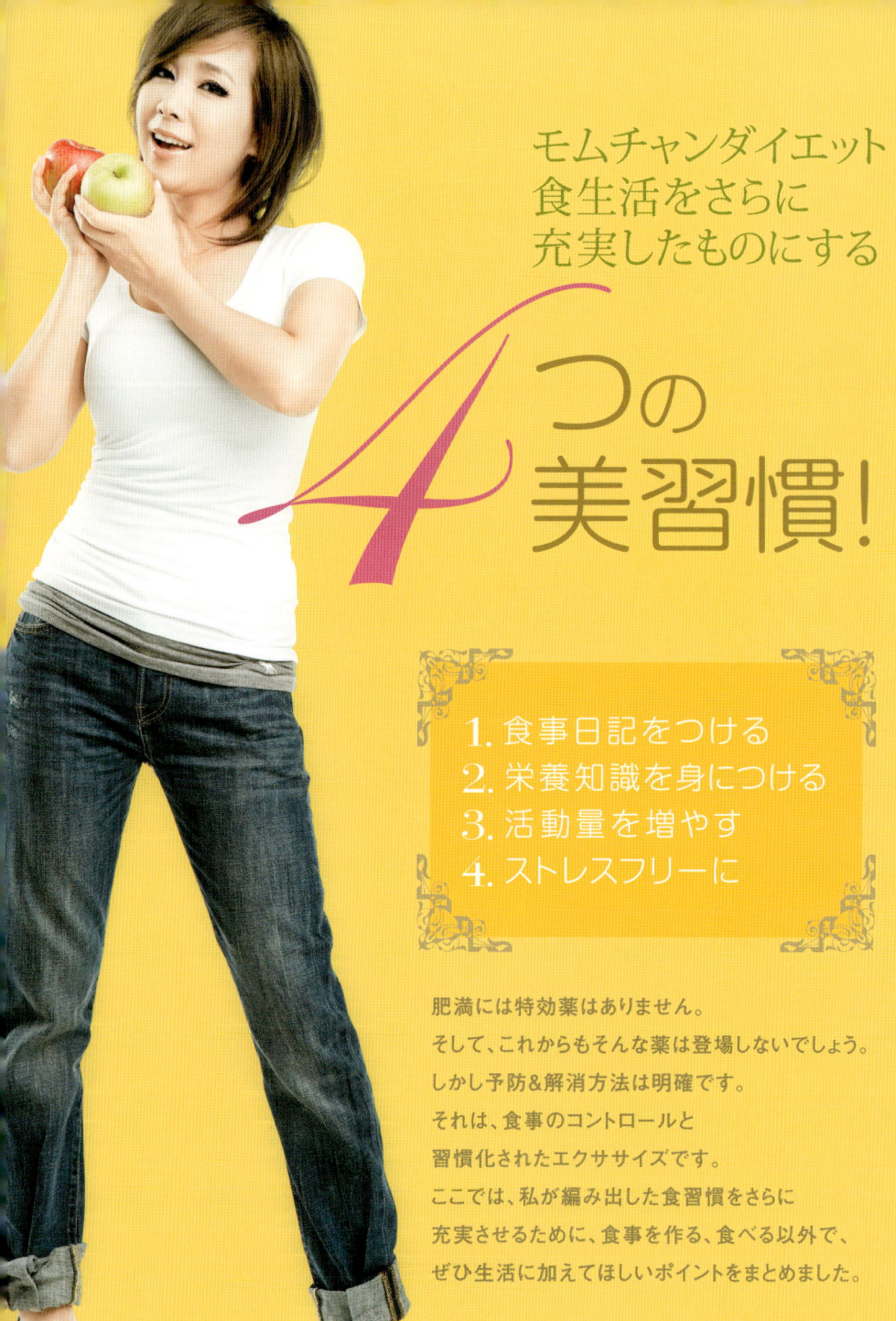

モムチャンダイエット
食生活をさらに
充実したものにする

4つの美習慣!

1. 食事日記をつける
2. 栄養知識を身につける
3. 活動量を増やす
4. ストレスフリーに

肥満には特効薬はありません。
そして、これからもそんな薬は登場しないでしょう。
しかし予防&解消方法は明確です。
それは、食事のコントロールと
習慣化されたエクササイズです。
ここでは、私が編み出した食習慣をさらに
充実させるために、食事を作る、食べる以外で、
ぜひ生活に加えてほしいポイントをまとめました。

№1 » 食事日記をつける

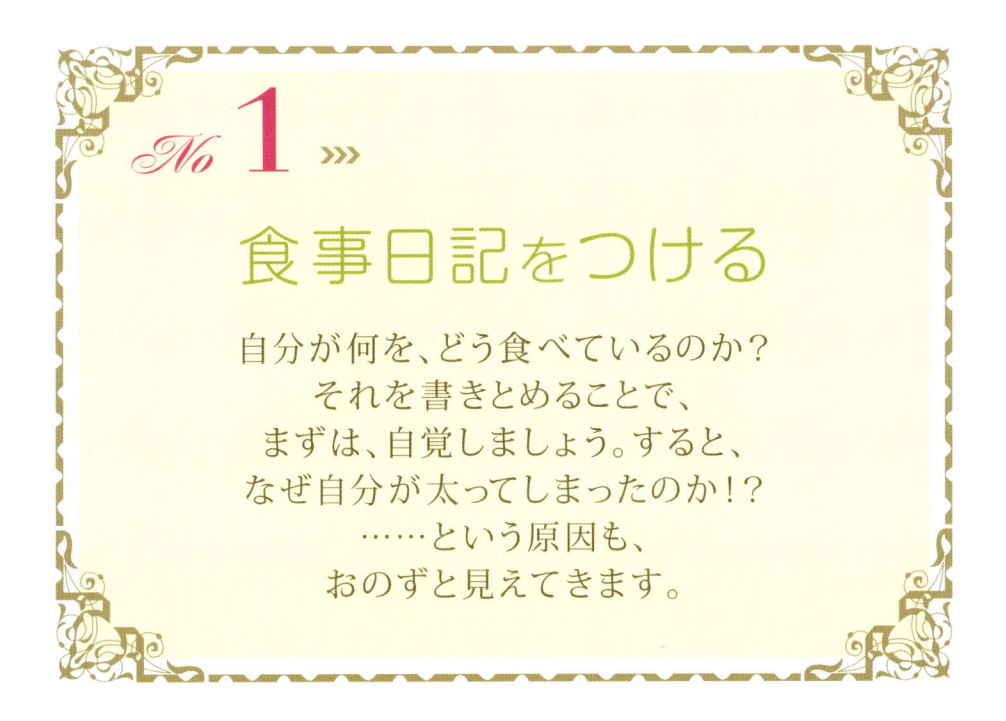

自分が何を、どう食べているのか？
それを書きとめることで、
まずは、自覚しましょう。すると、
なぜ自分が太ってしまったのか！？
……という原因も、
おのずと見えてきます。

　ダイエットをはじめる際は、できれば新しいノートを1冊用意してください。そのノートに毎日食べたもの、そして感じたことなどを書きとめていってほしいのです。私たちの脳は、実はとてもいいかげんで忘れっぽい側面をもっています。今日、自分がいったい何をどれだけ食べたのか？なんて、あっという間に忘れてしまいます。特に、たったひとかけ口にしたチョコレートや、料理をしながらつまんでしまった味見の肉のことなどは頭からすっぽり抜けて食べていないことになってしまうのです。

　だからこそ、何かを口にしたら、できれば時間をおかずに書きとめる癖をつけてみてください。いちいち書きとめるのは面倒と感じるかもしれませんが、ダイエットをはじめてから最初の1カ月、できれば3カ月ぐらいまででよいので、この食事日記を書きとめることを習慣にしてほしいのです。

　食事日記をつけるだけでも、自分が食べたものと向き合うよいきっかけになりますし、数日経って1週間分をまとめて見返すことで、どんな栄養が不足していて、どんなものを食べ過ぎているか、傾向も掴めてきます。ダイエットする理由は、キレイになりたいから、痩せたいからだと思いますが、ダイエットしなくてはならない原因、太ってしまった原因は、日々の生活のなかに隠れています。

　食事日記をつけることは、自分では気づかなかった原因を見つけるためにも最適です。3カ月ぐらい続けてみると、例えば「生理前はストレスがたまりがちでこってりしたものや甘いものが増えているな」といった傾向もわかってきますし、その原因さえわかれば、対処方法も導き出せますから。

№2

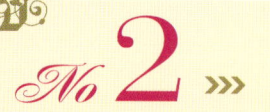

栄養知識を身につける

コスメやメイクの情報収集。
女性は大好きですよね？　でも本当に
キレイになりたいのなら、栄養のことを
もっと知ってほしい。外側からのアプローチなど
足もとにも及ばないパワーを
「食」は、もっているのですから。

今回紹介するレシピはとても簡単なものばかりなので、ぜひ作ってほしいのですが、これだけでは日々の食事にはとてもレシピ数が足りませんよね？　なので、できれば自分でオリジナル料理を開発してみてください。もちろんイチからレシピを考える必要はありません。既存のレシピの調味料だけを、ちょっと変えてみるので十分。例えば砂糖は使わずにオリゴ糖にチェンジ。鶏もも肉を使っていれば、むね肉にチェンジして、さらに皮も取ってみる……など、ほんのちょっとマイナーチェンジをするだけでよいのです。そして、そのマイナーチェンジをよりよく行うためにも、ぜひ食材の栄養素についていろいろと情報を集めてほしいと思います。

食材の栄養について理解するようになると、日々スーパーなどで食材を選ぶ基準も変わってきます。キレイになれる栄養素をもつ食材を積極的に選ぶようにもなるでしょう。そして今までチャレンジしたことのない食材にも興味がわいてくるはずです。私もダイエットをはじめてから、いろいろと勉強しました。右ページで紹介している手描きのノートは、私がダイエットをはじめてから書きためているオリジナルのダイエット手帳です。食材の栄養素やその効能など、気になったことをメモしては、あとで楽しく見返せるように、イラストをつけてまとめているのです。このオリジナルダイエット手帳のおかげで、私はかなりの知識を身につけました。もちろん同じような手帳を作る必要はありません。知識を習得する方法は人それぞれ。自分なりのペースと手段で、ぜひキレイになるための知識を身につけてくださいね。

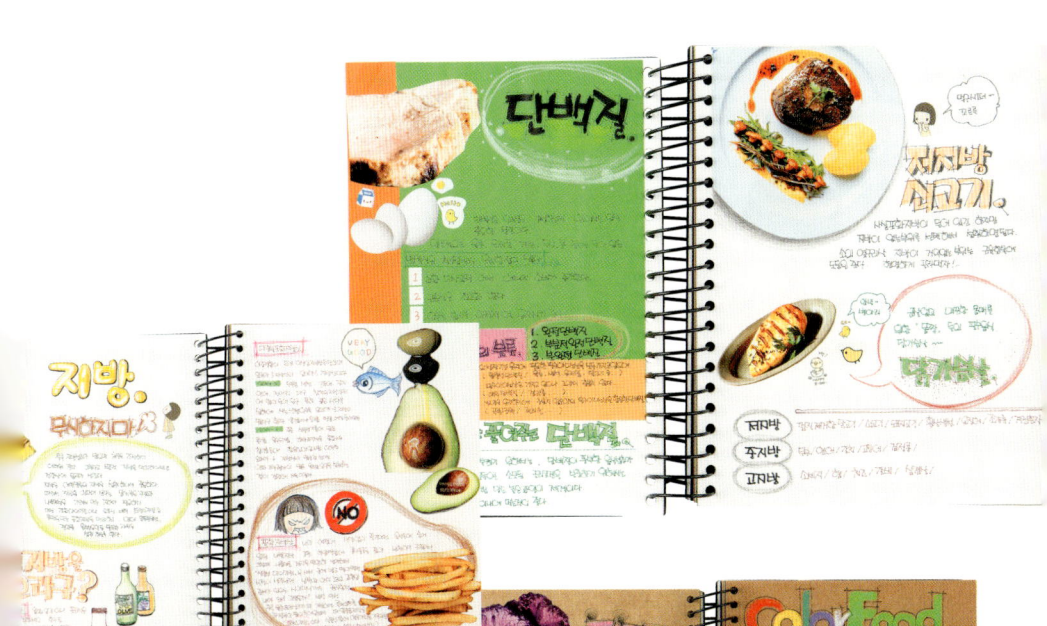

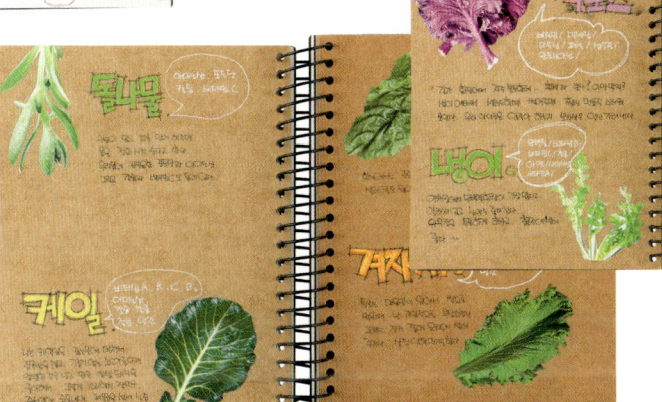

私はたとえダイエットをしていたとしても、食事の幸福指数は落としたくありません。ダイエットは一時のことではなく、続けていくものですから、楽しく続けられるものでなくては！だからこそおいしくて、しかもキレイになれる食の探求は、私には欠かせないものなのです。ダイエット手帳は、その探求に欠かせないパートナーです。

オリジナル手帳は、世界でただ1つ！ 自分が一番見やすいように、雑誌などから写真を切り抜いたり、イラストを描いてみたり。編集者気分で作っています。

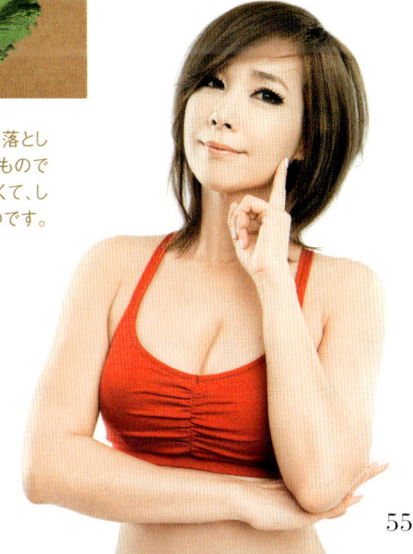

№ 3 活動量を増やす

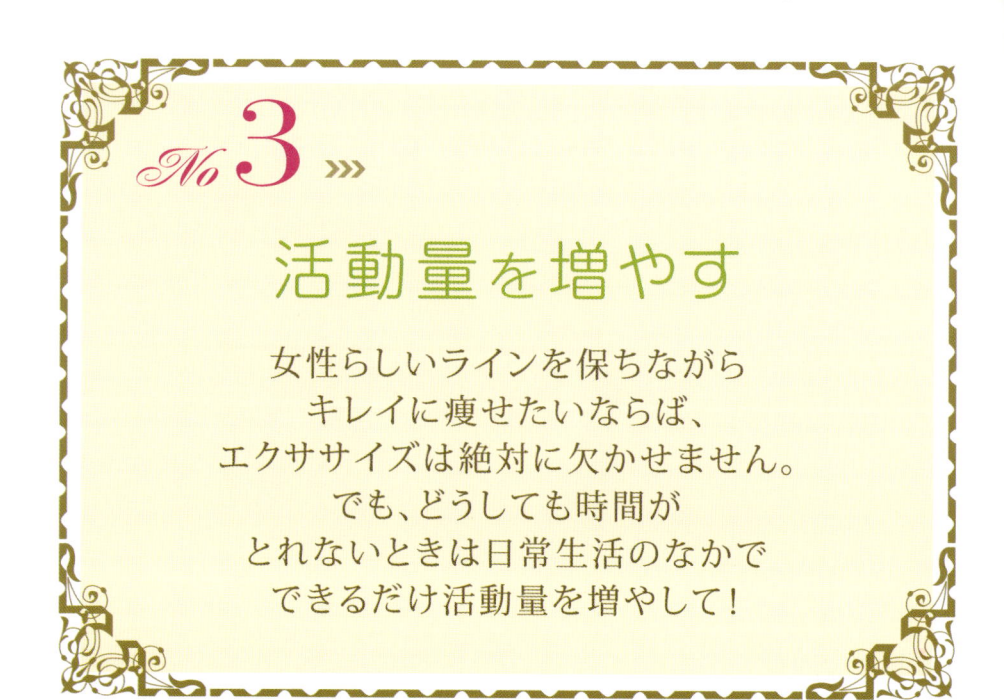

女性らしいラインを保ちながら
キレイに痩せたいならば、
エクササイズは絶対に欠かせません。
でも、どうしても時間が
とれないときは日常生活のなかで
できるだけ活動量を増やして！

　前著の『モムチャンダイエット プレミアム』でもしつこいくらいにお伝えしていますが、ダイエットは食事のコントロールとエクササイズを合わせて行ってこそ成功します。モムチャンボディは、イコール、痩せやすく、太りにくい燃焼系ボディです。これは、筋肉がなくては実現できません。そこでエクササイズが大切になってくるのです。しかもこの筋肉は、加齢とともにたるみがちになる肌やボディラインの崩れをしっかりくい止めてくれるため、アンチエイジングの視点からみても、とても大切なもの。
　痩身エステなどの広告を見ていると、マッサージなどだけでなく、最新マシーンを使って筋肉に働きかけて燃焼ボディを作るものなどもありますが、足繁く通っている間は効果があるかもしれませんが、やはり自分自身で体を動かすことでつく筋肉とは全然違うと思います。それにアンチエイジングに効果的な抗重力筋などは、やはり自分で体を動かすことでしか、なかなか鍛えられません。
　ダイエットというと、多くの人がまず食事を制限します。しかし過度な食事制限は、大切な筋肉をそぎ落としてしまう結果に。すると基礎代謝が落ちて、太りやすい体質に変わってしまいます。食べる楽しみを犠牲にした結果が、太りやすい体質だなんてこと、私だったら絶対にイヤです。だからこそ、私は「おいしく食べて、エクササイズする」ということを習慣にしているのです。
　でも、どうしてもエクササイズの時間がとれない方もいらっしゃるでしょう。そんな方は、まず日々の活動量を少しでも増やすことを念頭において行動してください。エスカ

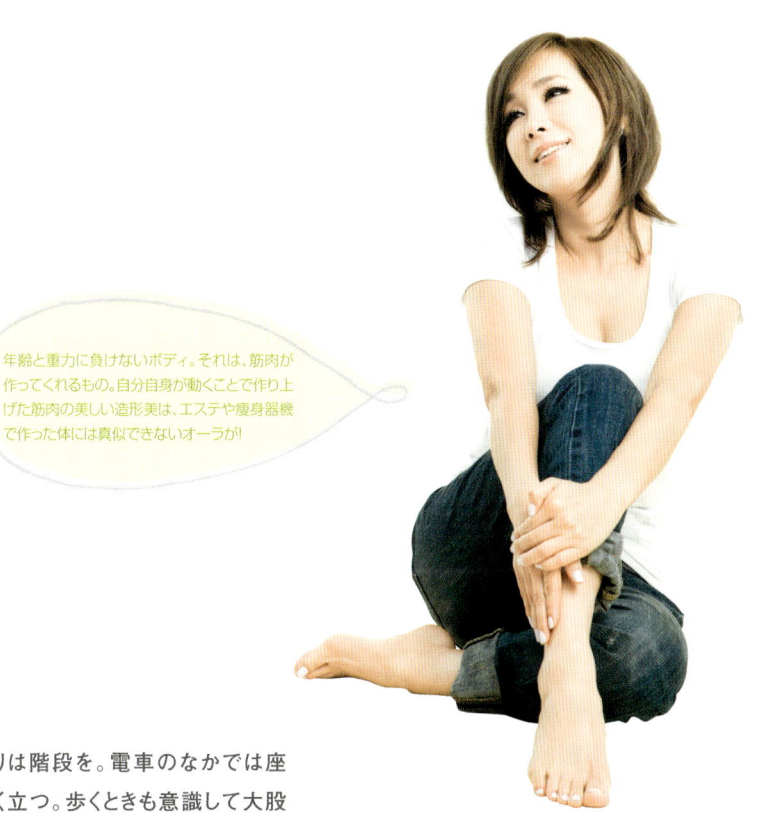

年齢と重力に負けないボディ。それは、筋肉が作ってくれるもの。自分自身が動くことで作り上げた筋肉の美しい造形美は、エステや痩身器機で作った体には真似できないオーラが!

レーターよりは階段を。電車のなかでは座るのではなく立つ。歩くときも意識して大股で…など、筋肉に少しでも負荷をかけるように行動してください。あとは歯を磨くときは、必ずつま先立ちで、テレビを見ているとき、CMになったら必ず背伸びする、など毎日必ず行う生活習慣に「ぷちエクササイズ」をつけるのもよいですね。小さいことだと思うかもしれませんが、積み重なると大きな差になってきます。

実際、日々テキパキ動いている人は、太っていないと思いませんか？　体を動かすというのは、何もエクササイズのことだけをいうのではありません。もちろんエクササイズできるのであればぜひ生活に組み入れてほしいですが、日常生活のなかの動きでも、当たり前ですが、筋肉は使われています。

わが家は5人家族のうえ、犬が4匹もいます。その4匹の散歩だけでもかなりの運動量になりますが、それより大変なのが掃除です。4匹もいると犬の毛がすぐ落ちてふわふわと舞ってしまいます。私は神経質なところがありきれい好きなため、気合いを入れて毎日掃除しています。これ、実はかなりのエネルギー消費だと思いますよ。これは経験からですが、痩せている人の部屋は、皆キレイで整頓されていますが、太っている人の部屋は散らかりがちのような……。もしかしたら、掃除や整理整頓などの活動量の差が出ているのかもしれませんね。

№ 4

ストレスフリーに

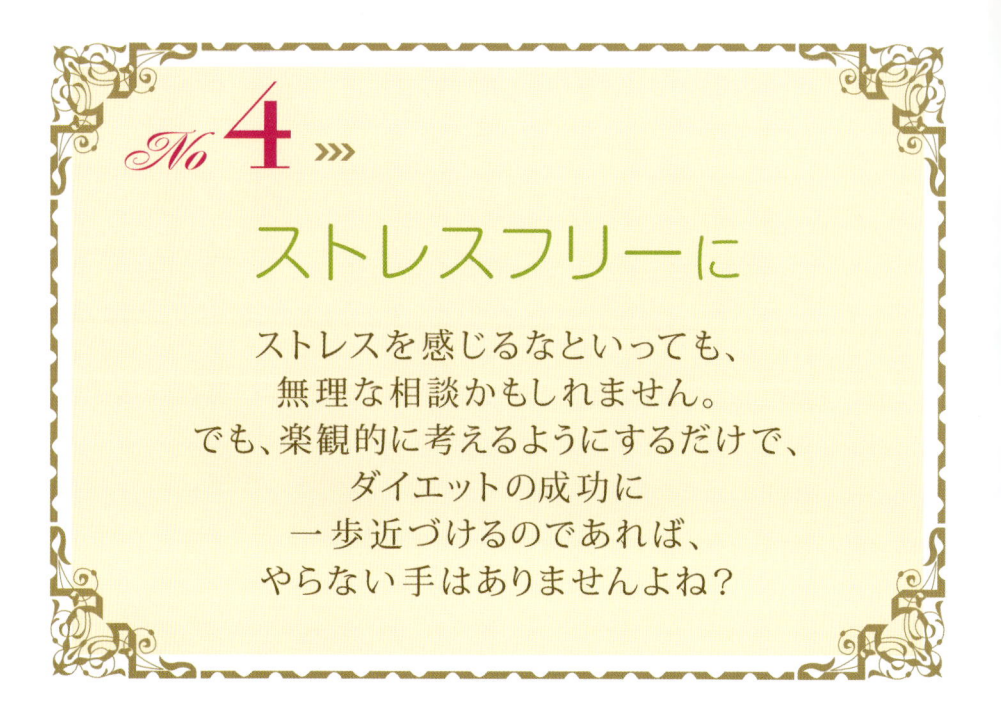

ストレスを感じるなといっても、
無理な相談かもしれません。
でも、楽観的に考えるようにするだけで、
ダイエットの成功に
一歩近づけるのであれば、
やらない手はありませんよね？

　ストレスは、ダイエットの大敵です。というのも、ストレスを感じてしまうと食欲暴走スイッチが入ってしまうことが多々あるから。しかもそのとき食べたくなってしまうのは、できる限り排除したい食品（濃い味や脂っこいもの、ボリューム満点なもの、ジャンクフードなど）に集中してしまいます。

　そしてそのドカ食いによって蓄えられる脂肪は、一番減らしたかった、お腹やお尻にばかりついてしまいがち！　なぜなら体脂肪は、動きに支障のない部位に優先的に蓄えられてしまうから。もしもいたる所に脂肪が蓄積したら、体の動きや生命にまで支障が出てしまいますが、その点、二足歩行する人間にとって腹部は歩行に大きな影響はありませんし、お尻も同じです。ダイエット前と同じ体重であっても、リバウンドをするごとに、つきたくないところにお肉がどんどんついて、体形が崩れていくのはこのためです。

　このように、ストレスをためてしまうと、よいことは1つもありません。だからストレスフリーでいるためにも、楽観主義を貫きましょう。現代人のストレスのほとんどは、まだ起きてもいないことを心配したり、気分を害したことを思い出すときに起きています。でもそれって、やきもきイライラしても解決するものではないですよね？　だから一番いいのは「常に心に余裕をもち、物事をシンプルに考えて生きること」だと私は考えます。

　それと、もう1つ。どうしてもストレスがたまることがあったら、考えるのはやめて、とにかく体を動かすのです。特におすすめなのがストレッチ。不思議ですが、ストレッチのポーズに没頭していると、いつの間にか心

女性の美と健康にとって、一番の敵はストレスです。とにかくストレスフリーの生活を心がければ、わかりやすくボディラインに、肌に、そして何より表情に表れますよ。

配事がなくなっていることが多いのです。ストレスがたまっているとき、テレビを見たり音楽を聞いたりするのは、それほど役に立たないと私は感じています。体を動かして、動きに精神を集中させるのが、経験上一番いい解決方法でした。しかもそうすれば、ストレス解消できて、代謝もアップして一石二鳥ですからね。実際、脳のストレス……というか疲れは、体を動かすことで解消できるというのがわかってきました。

　またダイエットをしていると、食べ物を我慢しているから生じてしまうストレスもあるでしょう。だからこそ私は、週に1度のフリーデイを設けているのです。この日ばかりは、普段はNGとしている食品も制限なし。食べたいものがあるのに、精神力で耐え抜くのはストレスを伴います。だから、週に1度くらいは食べたいものを食べるほうが、ストレスをためるよりマシなのです。たとえそれが、とてもハイカロリーなものだとしても……。実際、フリーデイの習慣は、このダイエットをはじめてずっと続けていますが、私は、12年間リバウンドしていません。1週間に1度は好きなものが食べられるという安心感の効果は絶大です。もしフリーデイがなかったら、きっと食欲暴走スイッチがオンになってしまっていたと思います。

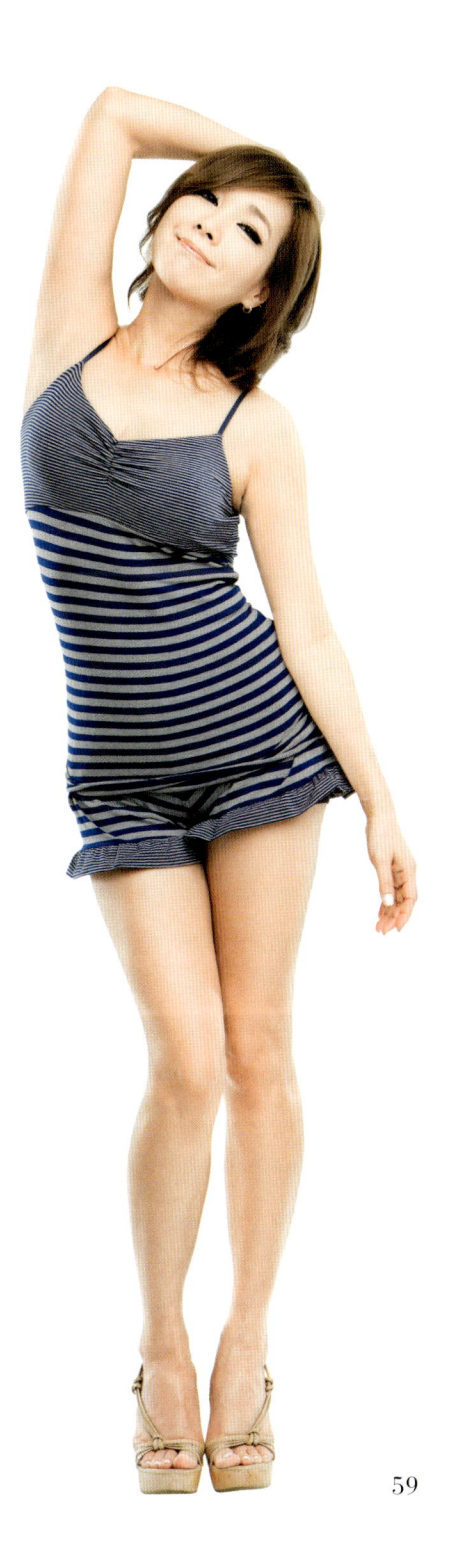

Column

BEAUTY 強化食 ②

にんにく&紅参

年齢を重ねていくと、
体力は貴重な財産だと実感します。
何をするにも、
疲れ知らずの体があってこそ。
だから、パワーをくれるにんにく&紅参は
常備しているお助けアイテムです。

にんにく

韓国家庭料理の基本的な材料であるにんにくは、体力を増強し、細胞の活力をアップしてくれます。歳を重ねるごとに末梢血管の血流は滞りがちになりますが、にんにくで巡りを促すことで滞りをリセット、さらには、がんを予防する効果があるといわれています。まさにスーパーフードですよね。レシピを見ていただければわかりますが、私は料理によくにんにくを使います。

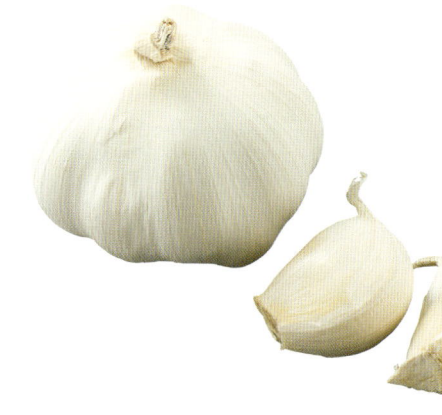

紅参（ホンサム）

韓国では朝鮮人参を蒸して乾燥させた紅参は、かなりポピュラーな万能薬として知られています。疲労回復はもちろんのこと、胃腸機能の強化、持久力アップ、抗ストレス、そしてがんの予防効果もあるといわれています。以前から時々紅参はとっていましたが、40歳を過ぎた頃からは毎日の習慣に。私の影響か、私のジムのトレーナーたちも、今ではみな紅参ファンに。疲れが残らなくなったと好評です。

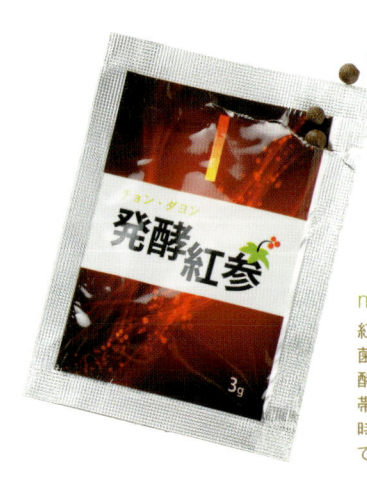

mom発酵紅参

紅参をさらにメシマコブ菌糸体で発酵させた「発酵紅参」がたっぷり！ 携帯にも便利なため外出時のバッグには必ず入れて持ち歩いています。

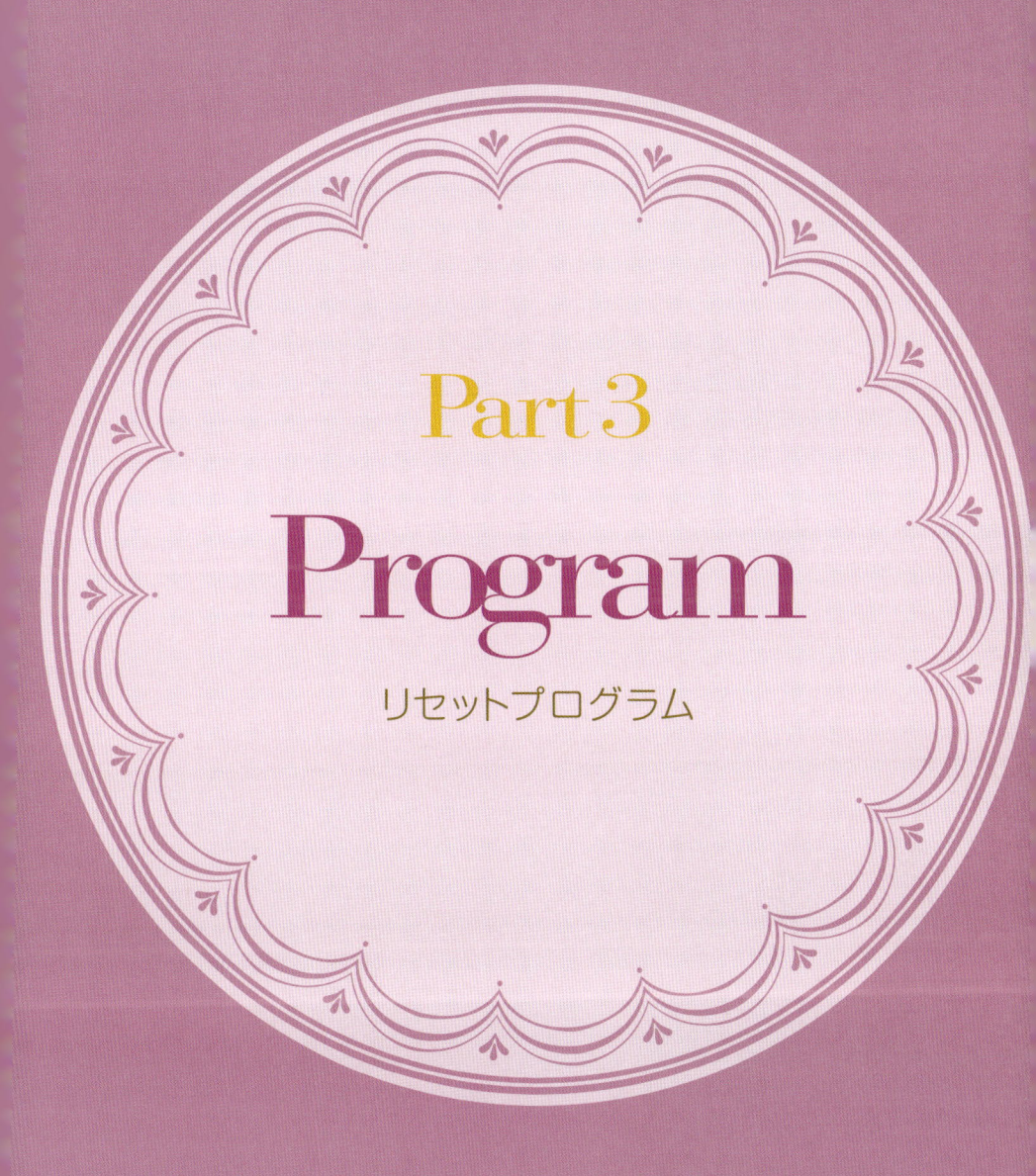

Part 3
Program
リセットプログラム

鈍った味覚と、緩みきった胃袋には、ダイエットモードにシフトさせるためのリセットデイを設けるとスムーズです。

ダイエットのために食生活を、いえ、食習慣を変えることで、体が本来もつ機能をマキシマムに働かせるという私のダイエット方法は、残念ながら急激な体重や体形の変化を望めるものではありません。今スグ痩せたい！ スリムになりたい！という人にはもどかしい気もすると思いますが、長い目でみれば、この方法は一番確実で、しかもリバウンド知らずなため、結果的には、最も早く理想ボディに到達できると確信しています。急がば回れ！です。そもそも体は急激に変化すると、以前の状態に戻ろうとする作用（恒常性）が働いてしまいます。この現状を維持しようとする本能はとても強く、空腹を我慢する意志だけでその本能に抗うことはとても難しいのです。そのため、ダイエットにいったんは成功しても、体重変化が急激なほどリバウンドしてしまいがちに……。ですから、ダイエットは体の恒常性が働かない程度の変化で、徐々に行うのがよいのです。

私が提案する食習慣は、特別に厳しいものではないため、思い立ったそのときから、すぐはじめられます。しかし、今まで緩みきった生活をしていた人は、味覚も鈍感になっているし胃も大きくなっているため、私が提案するレシピだとなんだか物足りなく感じてしまったり、本来ならば3食で食べていた量を、1日6〜8食へと振り分けなくてはならないのに、総量で太っていたとき以上の量を食べてしまうこともあるでしょう。これでは、ダイエットを順調にスタートすることはできませんよね。

そこで今回、鈍った味覚と緩んだ胃袋を、まずはニュートラルに戻す特別チューニングプログラムを設けました。これでしっかり味覚＆胃袋をリセットして、ダイエットモードにシフトさせましょう。

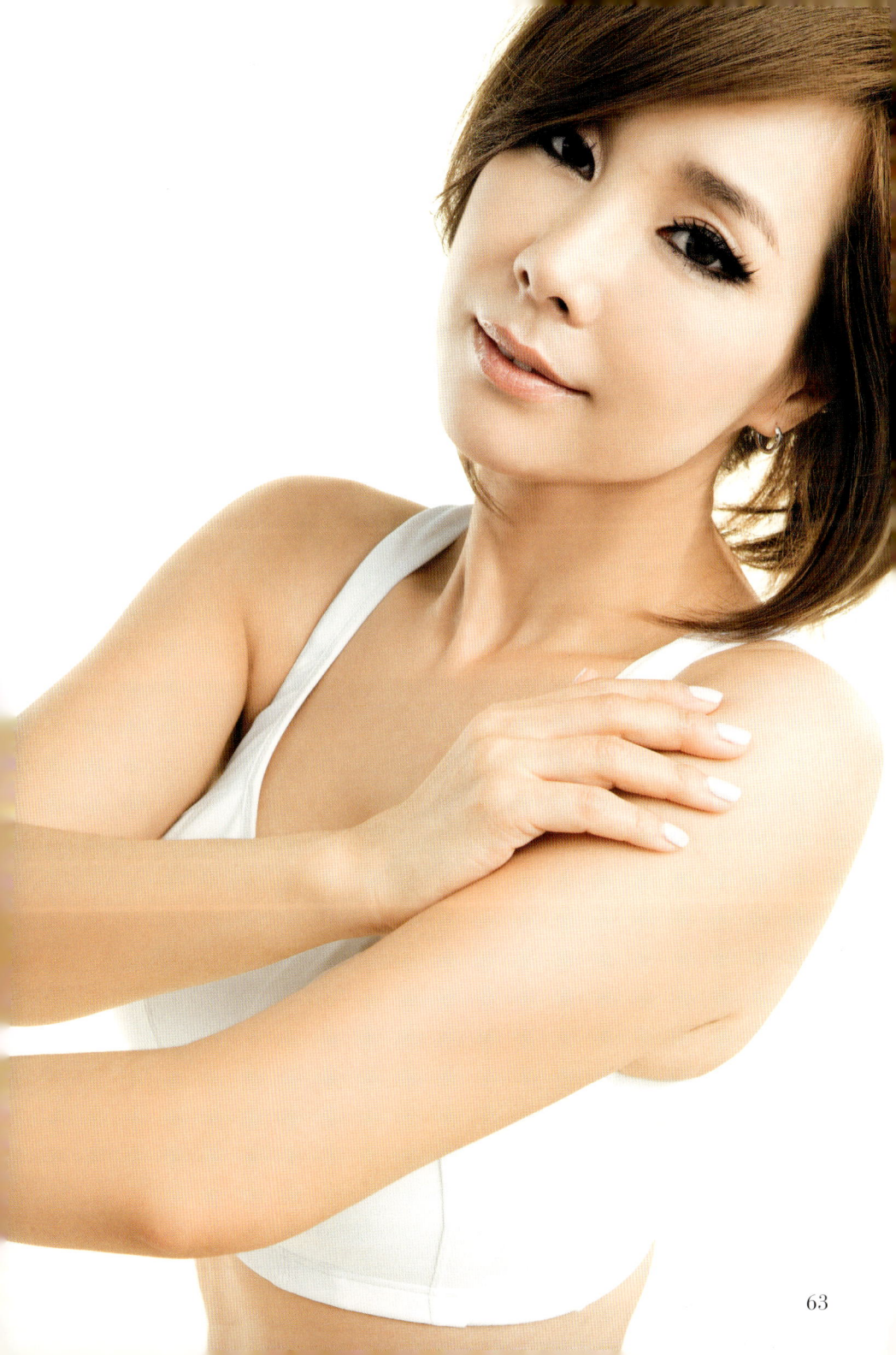

... リセットプログラム ...

Reset 1 *program*

濃い味や、こってり味が大好き！
あっさり、薄味には、どうしても何かを
足さなきゃ物足りない！という人は、
まず、塩を徹底的に抜いて
味覚リセット！

　火を通していない生の食品だけで、1〜2日を過ごすプログラムです。生のフルーツ&野菜ならば、基本的には何を食べても大丈夫です。ただし、塩分は我慢。味つけは、レモンや酢でいただきましょう。レモンにはナトリウムも含まれているため、塩なしでもおいしくいただけます。今回のレシピのなかでは、「グレープフルーツと野菜のサラダ」は、塩を使わず、このリセットメニューに最適です。

　まずは塩（ナトリウム）を1〜2日間徹底的に抜き、さらに、ナトリウムの排出を促すカリウムが豊富な野菜や果物をとることで、舌をリセットしながら、むくみの原因となる体に滞っているナトリウムを排出してしまいましょう。

　味覚をリセットするには、1日でもOKですが、週末などを利用して2日間連続して行うと、目にみえてむくみがスッキリします。ただし2日を越えてしまうと空腹スイッチがオンになってしまい、食欲が暴走してしまうおそれがあるため注意が必要です。

　基本的に、生のフルーツや野菜であれば、味覚リセットのためなので、量はお腹が満たされるまで食べてもOKですが、塩や油などの調味料の添加はNG。フルーツやスティック野菜を素のままでいただきましょう。

次の料理がこのリセットプログラム1に使えます。

- グレープフルーツと野菜のサラダ（P.98）
- レモンジュース（P.135）
   （ただし、はちみつはできる限り少なく）
- グレープフルーツ＋トマトジュース（P.137）
- きゅうりジュース（P.136）
- きゅうり＋トマトジュース（P.136）

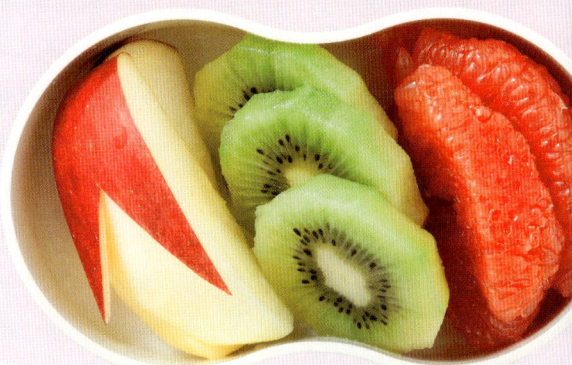

フルーツパック
（P.24参照）

グレープフルーツと
野菜のサラダ

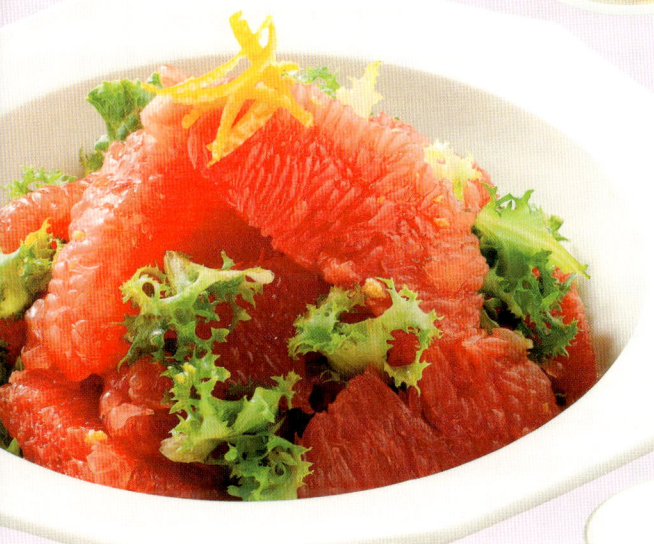

レモンジュース

1日のメニュー例

- ◎ 朝食：フルーツ（なんでも）
- ◎ 間食：スティック野菜
- ◎ 昼食：グレープフルーツと野菜のサラダ
- ◎ 間食：グレープフルーツ＋トマトジュース
- ◎ 夕食：フルーツ（なんでも）
- ◎ 間食：レモンジュース

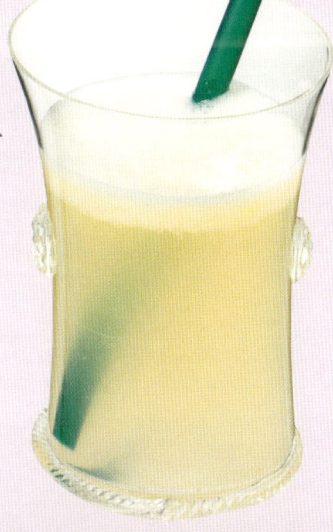

... リセットプログラム ...

Reset 2 program

冷えが気になる人は、同じリセットでも
温かいメニューでトライ。
プログラム1に比べて、
食事感覚ではじめられます。
風邪の養生食としても◎！

　リセットプログラム1は、いわゆるローフード（生食）だけで過ごすもの。対してこちらは、温かな食事系メニューで行うリセットメニューです。生食だけだと冷えが気になる、やはり食事がしたい…という人向け。こちらも1〜2日続けることで、濃い味に慣れきった舌をリセットして、薄味生活に弾みをつけるものです。こちらは、プログラム1より少し緩く、調味料としての塩も「ごく少量ならば使用可」としています。

　また、1日目は、プログラム1のメニューでがんばって、2日目にこちらにシフトするのもおすすめです。ここで食べるメニューは、ほとんどがスープやお粥類で、消化がよく胃にもやさしいものですが、意識してゆっくりゆっくりいただくように。流し込むのではなく、スープの汁も噛むように飲んでください。

　味覚のリセットとともに、胃にガツンとくる消化に時間のかかる料理を口にしないことで、日々酷使してきた胃腸も一緒に休めます。そのためこのプログラム2は、風邪などの養生食としても、とてもおすすめ（むくみリセットの効果は1のほうが高いです）。また胃に負担のかかるものを食べ過ぎたときに、胃腸を休めるメニューとしても利用できます。

次の料理がこのリセットプログラム2に使えます。　　サムゲタン風薬膳粥
(どのメニューも塩・こしょうは、ごくわずかの分量に変える)

- サムゲタン風薬膳粥(P.74)
- 野菜グリル(P.82)
- わかめスープ(P.128)
- そば粉すいとん(P.76)
- 大根とカキのスープ(P.128)
- 卵と豆腐のスープ(P.127)
- マッシュルームと
  カリフラワーの
  つぶつぶポタージュ(P.127)
- しょうが茶(P.139)
- にんにく茶(P.139)
- 高麗人参茶(P.139)
- 小豆茶(P.139)

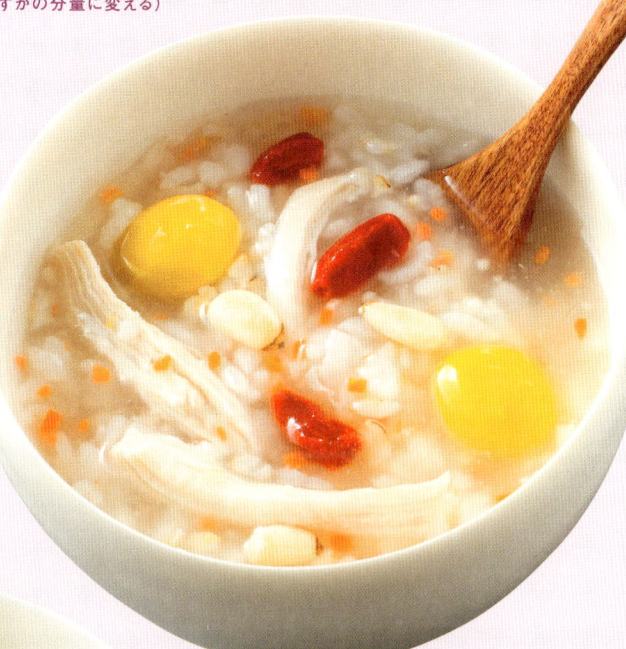

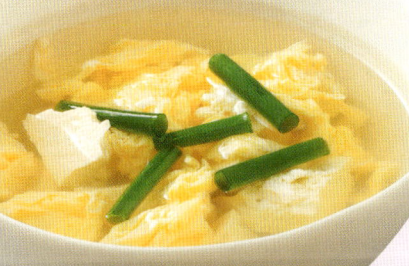

卵と豆腐の
スープ

わかめスープ

1日のメニュー例
- ◎ 朝食:白湯(ゆっくり飲む)
  　　　卵と豆腐のスープ
- ◎ 間食:にんにく茶
- ◎ 昼食:サムゲタン風薬膳粥
- ◎ 間食:小豆茶
- ◎ 夕食:マッシュルームとカリフラワーの
  　　　つぶつぶポタージュ
- ◎ 間食:わかめスープ

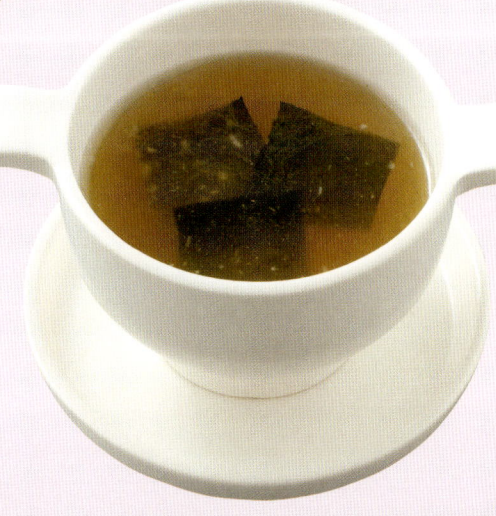

... リセットプログラム ...

Reset 3 program

糖質をできる限り
セーブして過ごすことで、
体脂肪をメラメラ燃やしやすい体に
チューニングするプログラム。
プログラム1or2のあとに行うのが
効果的です。

　このプログラムは、体脂肪に最も変わりやすい糖質の主な摂取源となる炭水化物（主食）を制限するもの。私たちが日常生活を送るうえでメインのエネルギー源となっているのは糖質です。しかしその糖質摂取が多過ぎると、体脂肪に変わってしまいます。もちろん、糖質以外の脂質もたんぱく質も、とり過ぎると体脂肪へと変わりますが、日本人の食生活を見ると、糖質の過剰摂取により体脂肪がたまっていることが多いように思えます。そこで、まずダイエットをはじめる前に、過剰摂取の炭水化物をいったん控えることで、まずは体内のエネルギー源である糖質を使い切ってしまい、さらには一番減らしたい体脂肪をエネルギーに変えやすくするための準備を行うというのがこのプログラムの目的です。
　このプログラムは、ダイエットをはじめようと思ったときからすぐ実践してもOKですが、プログラム1 or 2を実践して、味覚をリセットしてから行うとさらに効果的です。味覚をリセットすることで、レシピの料理がよりおいしく感じられるため（私のレシピは、どれも薄味仕立てなので）、楽しく、ダイエットモードに気持ちをもっていくことができます。このプログラムは、自分のペースにそって1〜3日間のうちから期間を決めてください。

次の料理がこのリセットプログラム3に使えます。

- 豚ひれ肉のステーキ(P.78)
- チキンステーキ カレーソース仕立て(P.80)
- 牛ステーキのバルサミコソース(P.81)
- 豆腐ステーキのきのこソースがけ(P.83)
- 糸こんにゃくのビビンククス風(P.83)
- スモークサーモンのヘルシーグラタン(P.86)
- トマトスクランブルエッグ(P.88)
- エリンギの牛肉ロール(P.89)
- 豆腐ステーキ韓国風(P.90)
- イタリアン冷ややっこ(P.93)
- 牛ステーキと豆腐のサラダ(P.97)
- まぐろのお刺身サラダ(P.99)
- ハーブチキンサラダ(P.100)
- グリーンサラダ抹茶ドレッシング(P.101)
- ヘルシーアンチエイジングサラダ(P.104)

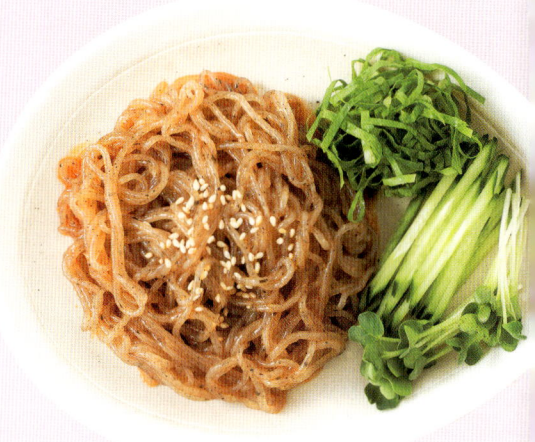

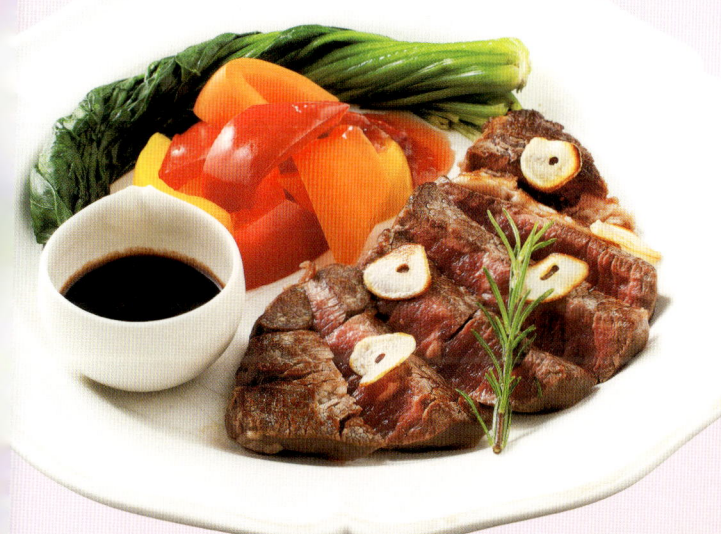

糸こんにゃくの
ビビンククス風

牛ステーキの
バルサミコソース

ヘルシーアンチ
エイジングサラダ

1日のメニュー例

- ◎ 朝食:豆腐ステーキのきのこソースがけ
- ◎ 間食:ヘルシーアンチエイジングサラダ
- ◎ 昼食:スモークサーモンのヘルシーグラタン
- ◎ 間食:ヘルシーアンチエイジングサラダ
- ◎ 夕食:牛ステーキのバルサミコソース
- ◎ 間食:糸こんにゃくのビビンククス風

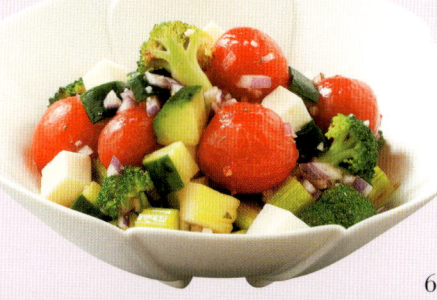

Column

BEAUTY 強化食 ③
コラーゲン

45歳となった今、
自分だけが感じる肌のちょっとした緩みや
ハリの変化にとまどうことも……。
そこで今まで以上に
意識してとるようにしているのが、
コラーゲンです。
日々の食事とエクササイズ、
この2本柱が私の美容の基本ですが、
時にはサプリメントを有効活用。

女性ならば、ずっとずっと、ハリがみなぎるふっくらとはずむ肌でいたいものですよね。だって、肌がしぼんでしまうと、気持ちまでしぼんでしまうから……。ハリ肌にうれしい栄養素といえば、やはりコラーゲン！　だからこそ、私は韓国の伝統料理・サムゲタンや豚足など、コラーゲン豊富といわれるメニューを、時々食卓に登場させています。とはいっても、コラーゲンはできれば避けたい脂とセットになっている場合が多く、なかなか思うようにとれません。豚足などもたまにはおいしいですが、常食する食材ではないですよね？　私は体が欲しがる栄養素は、食材からとることを基本としていますが、食材からはなかなか難しいものに関しては、サプリメントを有効活用しています。といっても、それほど多種はとっていません。まず、吸収しやすい状態になっているペプチド状態のコラーゲン、ほかには、鮭やかに、えびの甲羅や殻に含まれるアスタキサンチン、あとは紅参ぐらいです。今回紹介する「mom10ドリンク」は、コラーゲンと紅参のどちらも配合されているため、とてもおすすめですよ。

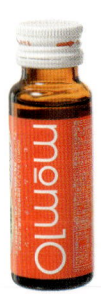

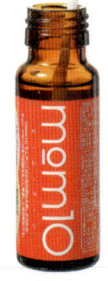

mom10ドリンク
私にとって、飲む集中美容液！
1日1本を続けています。

Part 4
Recipe

モムチャンダイエット
レシピ105品

● 計量の単位は、小さじ1＝5㎖、大さじ1＝15㎖、1カップ＝200㎖です。
　米の場合は炊飯器用カップ（1カップ＝180㎖）ではかったものです。
● 電子レンジ、オーブンは機種によって機能が異なりますので、
　様子を見ながら加熱時間を調節してください。
● レシピ中に出てくる粉とうがらしは「韓国産粉とうがらし」、
　赤とうがらしは「たかのつめ」を指します。

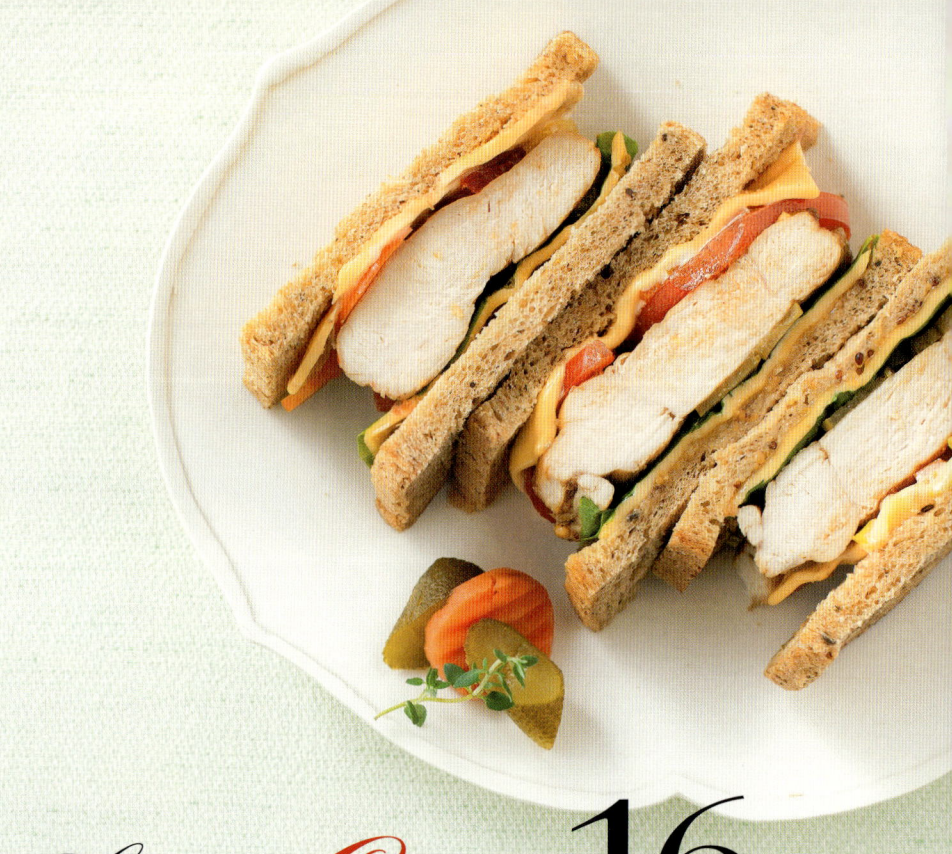

Single Course 16
シングルコース

シングルコースとは、その一皿で食事が完了するワンプレートディッシュのこと。
お腹も心も、そして体も満足するように、腹もちや栄養バランスを考えたメニューを集めました。
例えば昼食にはしっかり炭水化物メニューを。
夕食には、炭水化物を使っていないたんぱく質メニューを。
そしてハメを外したあとの調整には、野菜メニューを……など、
自分の体調や目的に合わせて、いろいろ組み合わせてみてください。
また、シングルコースだけでは「野菜が足りないかな?」と思ったときには、
サラダやサイドディッシュを加えてもOKですよ。

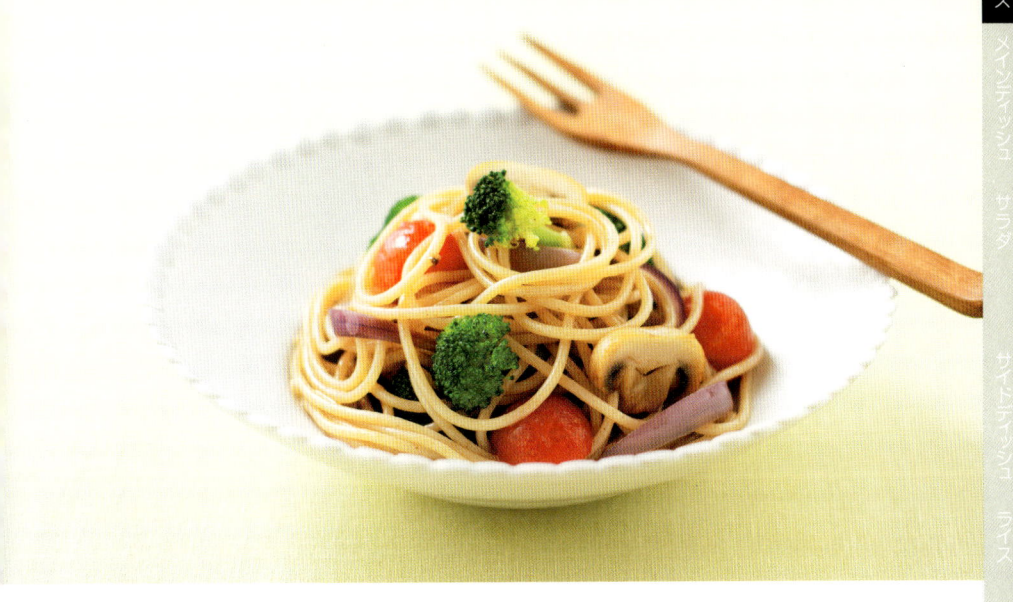

抗酸化パワーで、アンチエイジング力アップ！
ブロッコリーとトマトの冷製パスタ

材料（2人分）

全粒粉スパゲッティ ……90〜100g
ブロッコリー ……1/5株(60g)
ミニトマト ……8個
マッシュルーム ……4個
紫玉ねぎ ……1/2個
オリーブオイル ……大さじ1/2
塩 ……少々

ソース
はちみつ ……小さじ1
オリーブオイル ……大さじ1と1/2
レモン汁 ……小さじ2
塩、こしょう ……各少々

作り方

1. 鍋にたっぷりの湯を沸かして塩とオリーブオイルを加え、スパゲッティをゆでる。冷水に取ったあと、水気をきる。
2. マッシュルーム、紫玉ねぎは薄切りにして、フライパンでサッと炒める。ブロッコリーは小房に分けて塩ゆでし、冷水にさらして水気をきる。ミニトマトは、縦半分に切る。
3. ボウルにソースの材料を入れて混ぜる。1のスパゲッティと2の野菜を入れ、しっかりとソースをからめて味をなじませる。

Point 全粒粉のパスタは腹もちがよく、野菜でカサ増しをするので、パスタが少量でもしっかり満足できます。

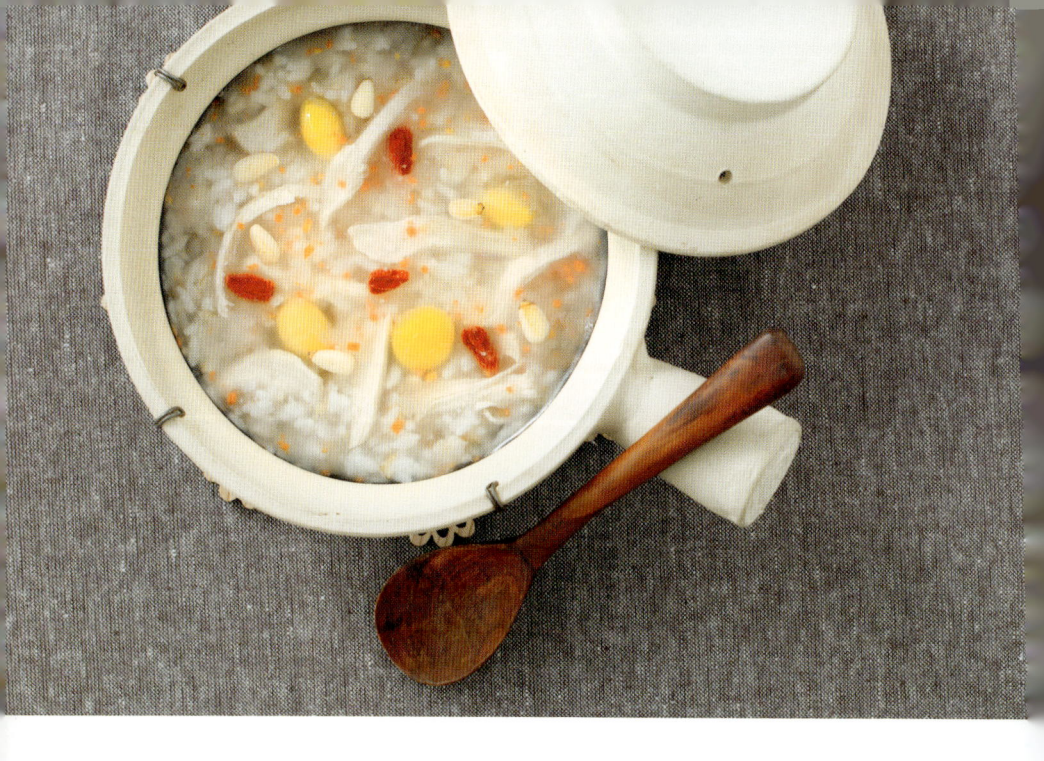

滋養たっぷりの、やさしい味
サムゲタン風薬膳粥

材料（2人分）
発芽玄米 ……1カップ（150g）
にんじん ……1/4本
ぎんなん（水煮）……8個
松の実 ……10粒
クコの実 ……10粒
ごま油 ……小さじ1

薬膳スープ
鶏むね肉 ……200g
長ねぎ（青い部分）……5cm
にんにく ……2片
干しなつめ ……4粒
オウギ（あれば）……1本
高麗人参
　（生、あれば）……1本
しょうが（せん切り）……少々
水 ……5カップ
酒 ……少々

作り方
1. 発芽玄米は2時間ほど水に浸し、ざるに上げる。
2. 鍋に薬膳スープの材料を入れて20～30分ほど煮込み、冷ます。
鶏肉を取り出し、皮を取り除いて縦にさく。なつめ、にんにくも取り出しておく。
3. 鍋にごま油を入れ、玄米、みじん切りにしたにんじんを軽く炒める。
2のスープを加え、粥状になるまで弱火で煮込む。
4. 鶏肉、にんにく、なつめ、ぎんなん、松の実、クコの実を入れ、ごく弱火で3～4分煮る。

Point 高麗人参、オウギはなければ抜いてもよい。
この薬膳粥には、あえて塩気を加えていません。

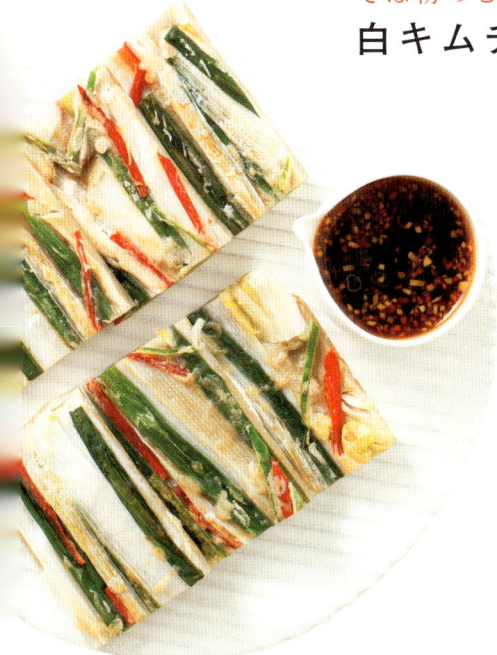

そば粉のもっちり感が、クセになる
白キムチのそば粉チヂミ

材料（2人分）
白キムチ（白菜、P.132参照）60g　万能ねぎ1/4束　長ねぎ1本　生とうがらし（赤・青）各1本　グレープシードオイル少々　**チヂミ生地**〔そば粉1カップ　小麦粉1/4カップ　水150ml　塩少々〕　**たれ**〔しょうゆ大さじ2　だし汁大さじ2　黒酢小さじ1　粉とうがらし小さじ1　ごま油小さじ1/2　炒りごま小さじ1　にんにく（みじん切り）小さじ1　万能ねぎ（小口切り）適量〕

作り方
1. ボウルにチヂミ生地の材料を入れて、ダマにならないように混ぜる。別のボウルにたれの材料も混ぜ合わせる。
2. キムチはざく切りに、万能ねぎは15cm長さに切る。長ねぎは縦4等分にしてからせん切りにする。生とうがらしもせん切りにする。
3. 熱したフライパンにグレープシードオイルをひき、1の生地を流し入れて弱火で焼く。表面が固まる前に2をバランスよく置き、裏面も焼く。食べやすい大きさに切り、たれをつけていただく。

ヘルシーなのに、しっかり満足！
豆腐チキンバーガー

材料（2人分）
鶏むね肉200g　木綿豆腐（水きりする）1/4丁　りんご1/2個　玉ねぎ（みじん切り）1/4個分　ロールパンまたはバンズパン（全粒粉やライ麦）2個　レタス2〜3枚　トマト1個　玉ねぎ1/2個　スライスチーズ2枚　ピクルス適量　粒マスタード適量

作り方
1. 鶏肉、豆腐をミキサーにかけ、みじん切りにしたりんごと玉ねぎを加えてよく混ぜる。2等分してハンバーグ形に成形し、220〜240℃のオーブンで15分ほど焼く。
2. 玉ねぎ1/2個は輪切りにして、フッ素樹脂加工のフライパンで焼く。トマトは輪切りに、レタスは食べやすい大きさにちぎる。
3. パンを横半分に切り、粒マスタードを塗る。レタス、玉ねぎ、トマト、ピクルス、1、チーズを挟んでいただく。

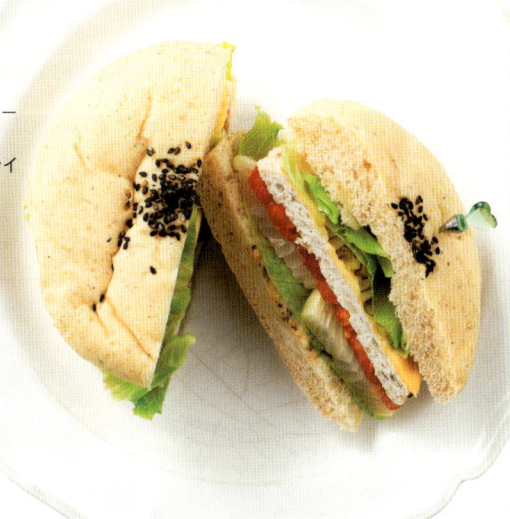

にんにくの効いた、ピリ辛だれが絶妙！
鶏肉と野菜のビビンバ

材料（2人分）

鶏むね肉100g　長ねぎ1/2本　にんにく1片　酒大さじ1　基本の玄米ご飯（P.122参照）1と1/2杯分
たれ〔しょうゆ大さじ2　炒りごま大さじ1　ごま油大さじ1　生とうがらし（青、みじん切り）大さじ1　玉ねぎ（みじん切り）大さじ1　にんにく（みじん切り）小さじ1　酢大さじ1　はちみつ大さじ1/2　鶏肉のゆで汁大さじ2〕　**野菜**〔きゅうり1/2本　にんじん1/3本　パプリカ（黄・赤）各1/6個〕　せり少々

作り方

1. 鍋に長ねぎ、にんにく、酒、水適量（分量外）を入れ、鶏肉をゆでる。ゆで汁のうち大さじ2は取りおいてたれに入れる。鶏肉の皮を取り、縦に細くさく。
2. たれの材料を混ぜ合わせる。野菜はすべて2〜3mm幅に切る。
3. 器に玄米ご飯を盛り、鶏肉、野菜を彩りよく盛る。2のたれをかけ、せりをのせていただく。

風邪の養生食にもぴったり
そば粉すいとん

材料（2人分）

すいとん生地〔そば粉80g　黒豆きなこ80g　水80mℓ　塩（あれば焼き塩）少々　オリーブオイル少々〕
野菜スープ（作りやすい分量）〔昆布20㎝　大根1/2本　玉ねぎ1/2個　しいたけ5個　黒豆（乾燥）20g　大豆（乾燥）30g　水10カップ〕ズッキーニ1/2本　じゃがいも1/2個　玉ねぎ1/2個　生とうがらし（青）2本　にら20g　塩少々

作り方

1. ボウルにすいとん生地の材料を入れて混ぜ、冷蔵庫で2時間ほど寝かせる。
2. 鍋に野菜スープの材料を入れ、ひと煮立ちさせたら弱火で15分ほど煮込み、スープだけを漉しておく。
3. ズッキーニは5㎝幅に切って縦半分に、じゃがいも、玉ねぎ、生とうがらしは斜め薄切りに、にらは小口切りにする。2の野菜スープ6カップを鍋に入れ、沸騰したらひと口大にしたすいとんを入れる。
4. すいとんが煮えたら、3のにら以外の野菜を加え、火が通るまで煮込み塩で調味する。器に盛ってにらを散らす。

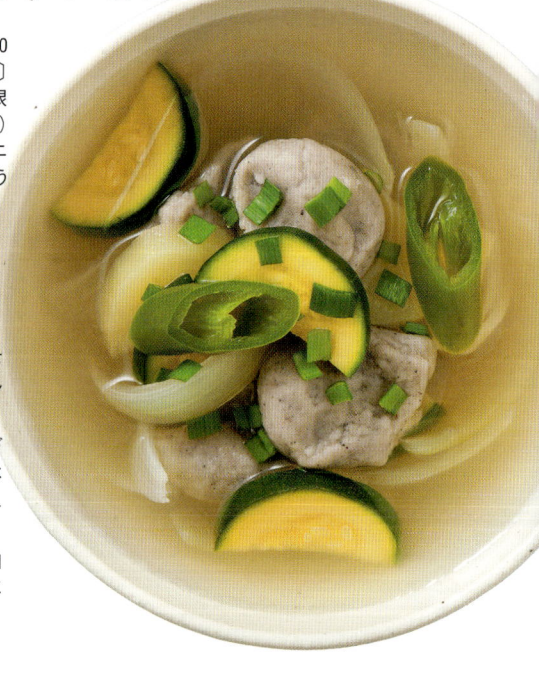

てり焼き味の、満足ボリューミー！
チキンとパプリカのサンドイッチ

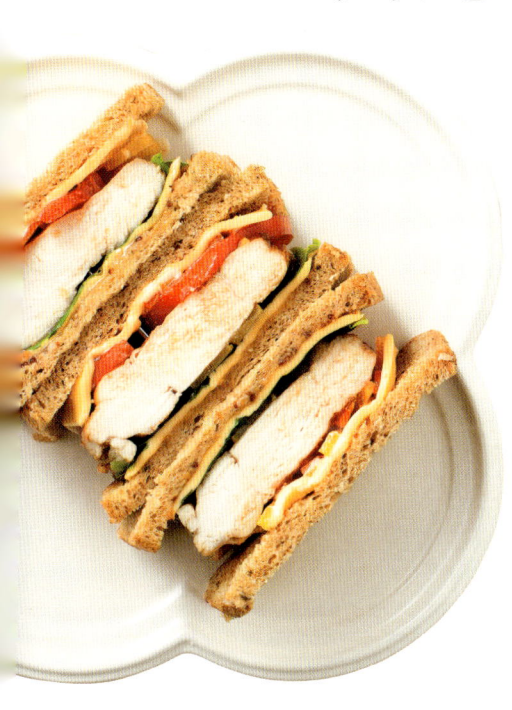

材料（2人分）

鶏むね肉400g　ライ麦食パン4枚（12枚切り）　パプリカ（赤・黄）各1/4個　ミニトマト6個　サンチュ4枚　きゅうりのピクルス適量　スライスチーズ4枚　ハニーマスタード少々　**下味**〔グレープシードオイル少々　酒少々　塩、こしょう各少々〕　**てり焼きソース**〔ウスターソース大さじ2　酒大さじ1　しょうゆ大さじ1　オリゴ糖大さじ2　しょうが（すりおろし）少々　こしょう少々〕

作り方

1. 鶏肉は皮を取り、数カ所に切れ目を入れて開き、厚みを均一にする。**下味**をすり込み、30分以上置いて味をなじませる。
2. 熱したフライパンに鶏肉を入れ、中火で焼く。焼き色がついたら弱火にして、**てり焼きソース**を入れ、肉にしっかりとソースがからむまで焼く。
3. パプリカ、ミニトマトは薄切りにする。
4. 軽く焼いたパンにハニーマスタードを塗り、チーズ、サンチュ、ピクルス、鶏肉、パプリカ、トマトを挟む。食べやすい大きさに切っていただく。

Column

未精製粉のパンやパスタをセレクトするだけで、アンチエイジング効果がアップ！

私のモットーは「体に良いものを、おいしく、そして味わって食べること」。血糖値の急上昇は、ダイエットだけでなく、アンチエイジングにも大敵。ですから炭水化物はできるだけ未精製のものをセレクトしています。米は、玄米や発芽玄米、雑穀米を、パンやパスタは、精製小麦粉ではないものをセレクト。未精製の穀物のご飯やパン、パスタは、噛みごたえがあって味わい深く腹もちも◎！いいことずくめですね。

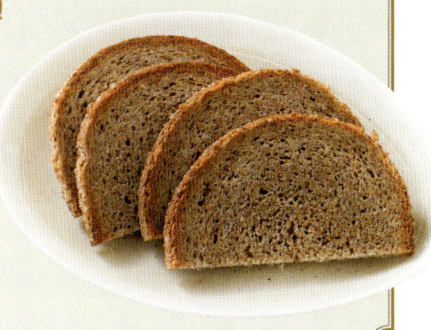

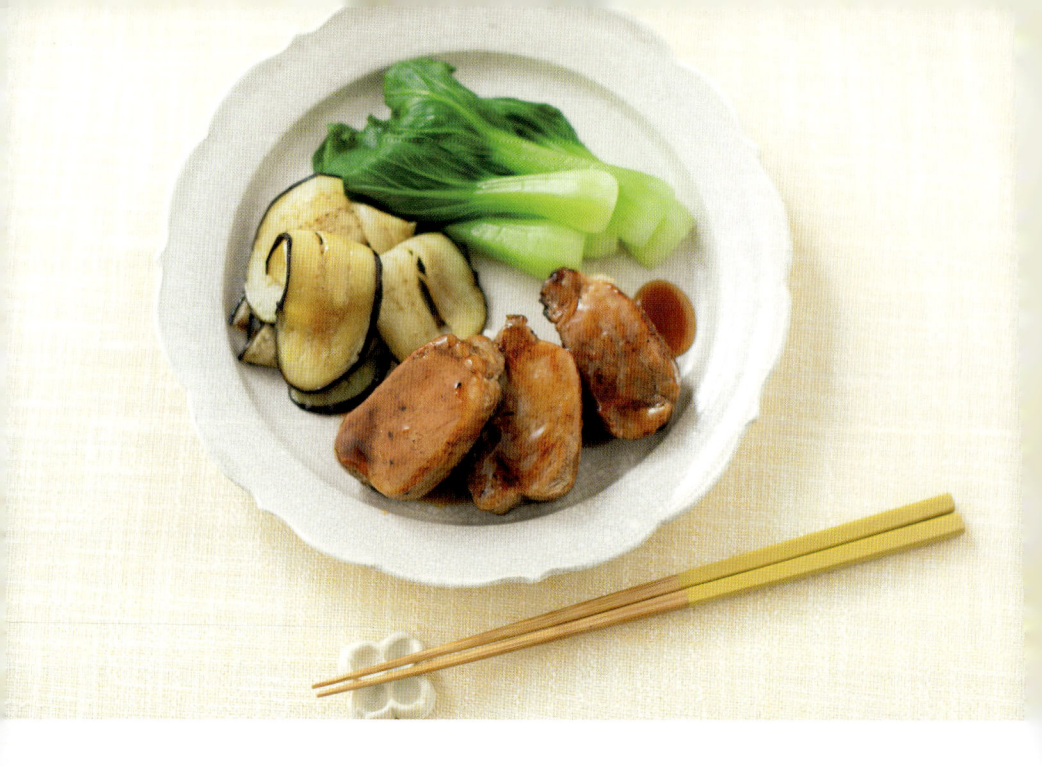

下味のひと手間が、おいしさの秘訣!
豚ひれ肉のステーキ

材料(2人分)

豚ひれ肉 ……200g
なす ……2本
ちんげん菜 ……3株

下味
オリーブオイル ……小さじ2
みりん ……大さじ1
粒こしょう ……少々
ハーブ(ドライバジル、
　ドライローズマリーなど)……適量

たれ
オイスターソース ……小さじ1
水 ……小さじ1と1/2
ねり梅 ……小さじ1と1/2
オリゴ糖 ……小さじ1

作り方

1. なすはピーラーで薄切りにする。ちんげん菜はサッと塩ゆでし、冷水にとったあと水気をきる。
2. ボウルに下味の材料を入れて混ぜ、豚肉となすを加えて30分以上漬ける。
   豚肉を厚めに切り、なすと一緒にフライパンで炒め、表面に焼き色をつける。
   豚肉の両面にたれをまんべんなく塗り、240℃のオーブンで約15分焼く。
3. 豚肉、なす、ちんげん菜を器に盛る。

Point 肉にしっかりと味つけしてあるので、つけ合わせはなすの下味のみに。

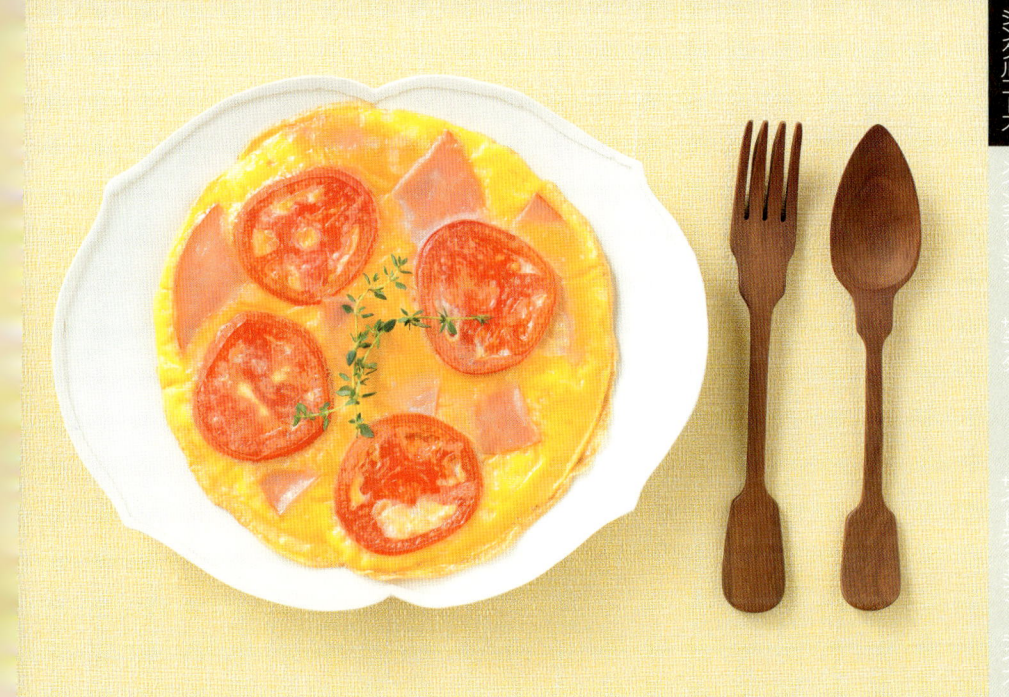

アミノ酸スコア満点の卵で、元気モリモリ！
トマトオムレツのピザ仕立て

材料（2人分）

トマト ……2個	ハーブ（パセリ、バジルなど） ……適量
ハム ……4枚	オリーブオイル ……少々
卵 ……4個	塩、こしょう ……各少々
ピザ用チーズ ……60g	

作り方

1. トマトは薄切りにし、ペーパータオルの上に置き、軽く塩をふって水気をとる。ハムは4等分に切る。
2. ボウルに卵、塩、こしょうを入れ、しっかりと混ぜておく。
3. 熱したフライパンにオリーブオイルをひき、2を入れ、フォークで軽く混ぜながら焼く。半熟状になったらチーズをのせ、トマトとハムもバランスよく置く。ふたをして卵にしっかり火が通るまで、弱火で蒸し焼きにする。
4. 器に盛り、好みのハーブを散らしていただく。

Point ピザクラストを使用せずに卵で代用。良質なたんぱく質がしっかりとれますよ。また、ルッコラやサラダほうれん草をたっぷりのせて、サラダピザのようにして食べるのもおすすめです。

つけ合わせの野菜もしっかり食べてほしい
チキンステーキ カレーソース仕立て

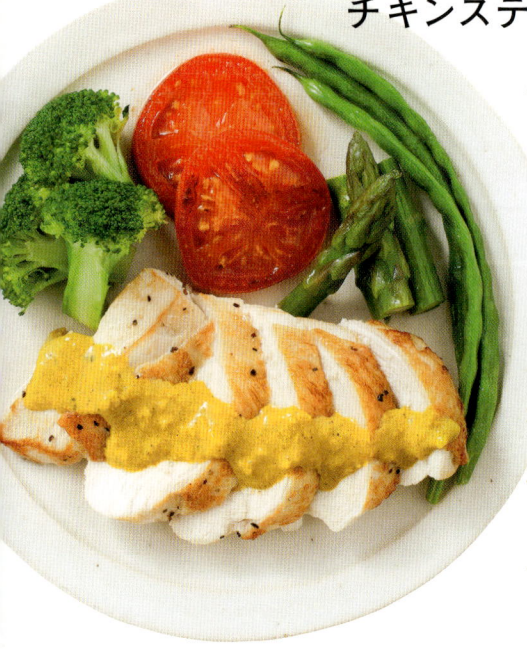

材料（2人分）
鶏むね肉300g　グリーンアスパラガス4本　トマト1個　ブロッコリー1/3株　さやいんげん6本　下味〔オリーブオイル小さじ2　酒小さじ2　にんにく（みじん切り）小さじ1　塩、こしょう各少々〕　カレーソース〔低脂肪牛乳130㎖　カレー粉小さじ1　玉ねぎ（みじん切り）小さじ2　にんにく（みじん切り）小さじ1　塩、こしょう各少々〕

作り方
1. 鶏肉は下味に漬け込み、20分以上置く。アスパラガス、トマトは食べやすい大きさに切る。
2. ブロッコリーは小房に分けてかために塩ゆでし、水気をきる。アスパラガス、いんげんも塩ゆでする。
3. 鶏肉をホットプレートで15分間くらいかけて、両面をこんがりと焼く。フライパンで焼く場合は、弱火でじっくりと火を通す。トマトも焼く。
4. 鍋にカレーソースの材料を入れ、適度なとろみがつくまで煮詰める。食べやすい大きさに切った鶏肉と野菜を器に盛り、カレーソースをかけていただく。

韓国風エスニックの、絶妙コンビネーション！
うなぎとキムチの生春巻き

材料（2人分）
うなぎ（蒲焼き）1尾　白菜キムチ80g　にんじん1/2本　えごまの葉8枚　ライスペーパー4枚　とびっこ（味つき）適量　オリーブオイル少々　酒少々

作り方
1. うなぎは8等分してフライパンに入れ、酒をふり入れて蒸し焼きにする。
2. キムチは食べやすい大きさに切る。にんじんは細切りにし、オリーブオイルで炒める。
3. 戻したライスペーパーにえごまの葉、うなぎ、キムチ、にんじん、とびっこをのせて巻き、食べやすい大きさに切って器に盛る。

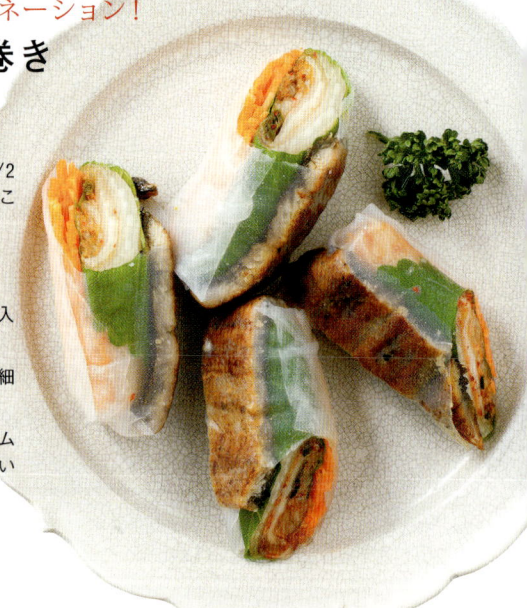

オイルカット、塩分カットのヘルシーピザ！
なすのピザ仕立て

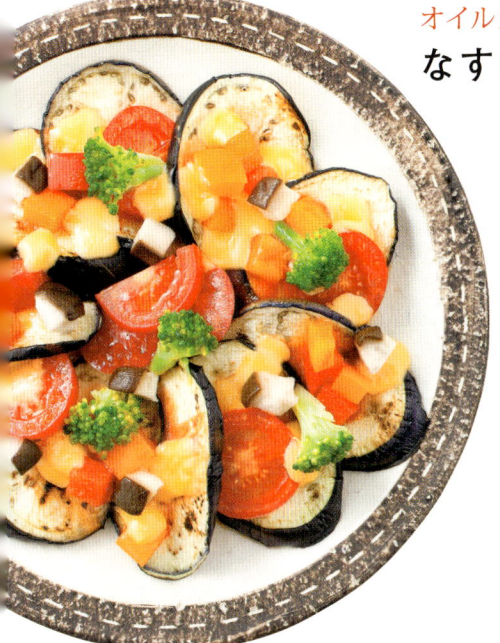

材料（2人分）
なす2本　パプリカ1/2個　ブロッコリー少々　しいたけ4個　ミニトマト8個　スライスチーズ2枚　トマトソース〔トマトペースト小さじ2　水大さじ2〕

作り方
1. なすは1cm厚さの斜め切りに、パプリカ、しいたけ、ブロッコリーは小さく切る。ミニトマトは4つに切る。
2. フライパンを油をひかずに熱してなすを両面焼き、レンジで使える器に盛る。フライパンにトマトソースと1のなす以外の野菜を入れ、ほどよい食感が残るように炒める。
3. 2のなすの上にほかの野菜、トマトソース、ちぎったチーズをのせ、電子レンジでチーズが溶けるまで（1～2分）加熱する。

赤ワインの効いた、大人だけのお楽しみ
牛ステーキのバルサミコソース

材料（2人分）
牛かたまり肉（脂肪の少ない部位）300g　ほうれん草2株　パプリカ（赤・黄）各1/4個　下味〔オリーブオイル大さじ1　にんにく（薄切り）2片分　ローズマリー（生、なければドライ）適量　塩、こしょう各少々〕　ステーキソース〔バルサミコソース大さじ3　トマトの水煮（カットタイプ）大さじ2　赤ワイン大さじ2〕　サラダソース〔いちごジャム大さじ3　トマトの水煮（カット）大さじ2　赤ワイン大さじ1と1/2〕

作り方
1. 牛肉は下味をもみ込む。ほうれん草はゆでたあと冷水にとって色どめをし、水気を絞る。パプリカはひと口大に切る。
2. ステーキソースの材料をすべて鍋に入れ、ひと煮立ちさせる。フライパンに1の牛肉を入れ、表面を強火でこんがりと焼いたら弱火にし、7～8分ほどじっくりと焼く。
3. 食べやすい大きさに切った牛肉、ほうれん草、パプリカを器に盛る。野菜はサラダソースをかけていただく。

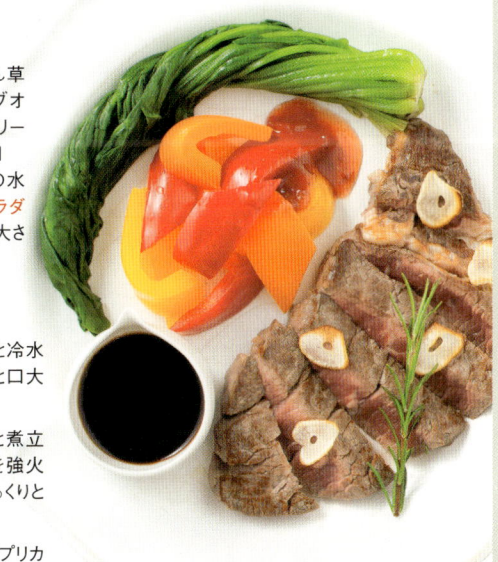

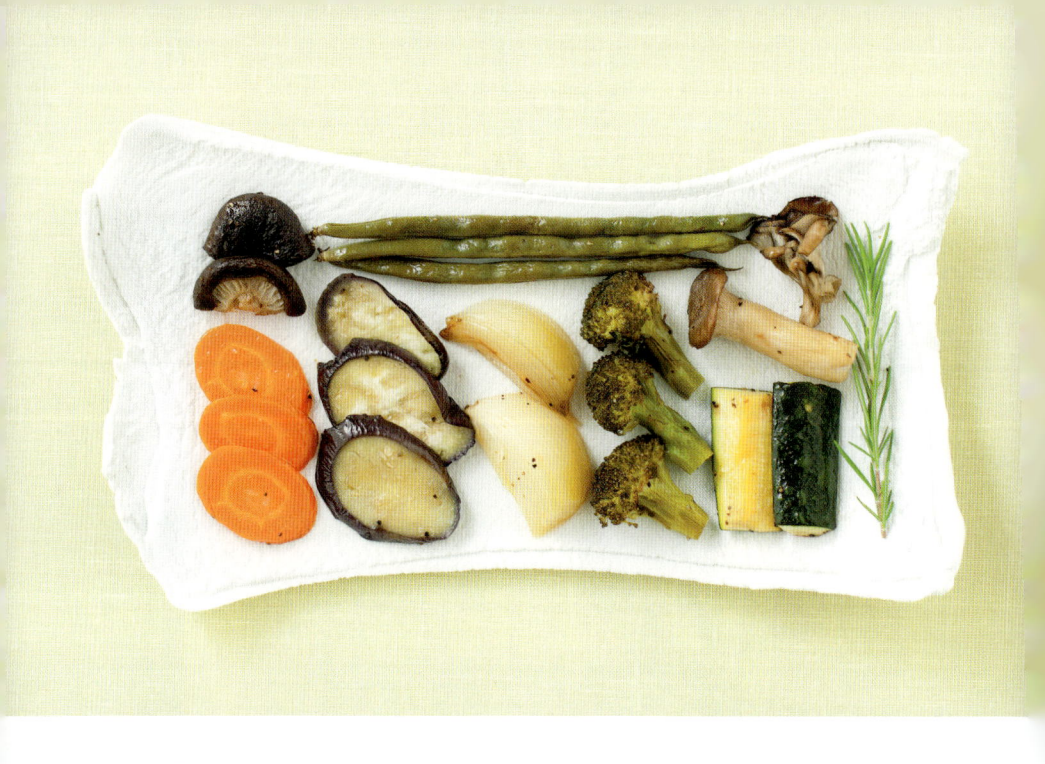

温野菜をしっかりとりたいときに！
野菜グリル

材料（2人分）
好みの野菜（きのこ〈しいたけ、ヒラタケ、エリンギ〉、にんじん、なす、
　ズッキーニ、さやいんげん、グリーンアスパラガス、玉ねぎ、ブロッコリーなど）……500g

下味
| オリーブオイル ……大さじ2
| ローリエ ……2枚
| 塩、こしょう ……各少々

作り方
1. 野菜は食べやすい大きさに切ってボウルに入れ、下味をつけ、10分ほど置いてなじませる。
2. アルミホイル、またはオーブンシートで作った袋（半分に折ってから両端を折り、袋状にする）に入れる。250℃のオーブンで、野菜にしっかり火が通るまで10〜15分ほど焼く。途中で袋の上下を返して、野菜から出た汁が全体に回るようにする。

Point レシピの野菜以外にも、いろいろな野菜で試してみて！冷めてもおいしいので、私はたくさん作っておいて、間食につまんだりもします。

ごま油の香ばしい風味が食欲をそそる
豆腐ステーキのきのこソースがけ

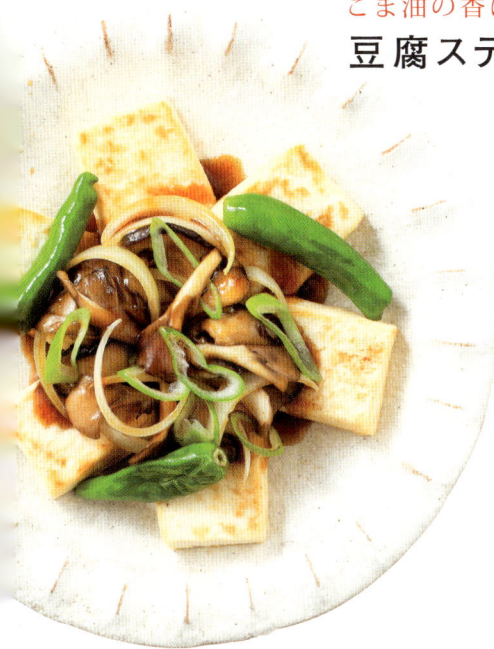

材料（2人分）
木綿豆腐1丁　ししとう6個　きのこ（しめじ、まいたけなど）150g　玉ねぎ20g　長ねぎ（青い部分）10g　ごま油大さじ2　しょうゆ小さじ1　小麦粉少々　塩少々

作り方
1. 豆腐は12等分し、両面に塩をふる。長ねぎは斜め薄切りにし、きのこ、玉ねぎはそれぞれ食べやすい大きさに切る。
2. 豆腐の両面に小麦粉を薄くまぶし、ごま油をひいたフライパンで両面に焼き色がつくまで焼き、器に盛る。
3. フライパンに玉ねぎときのこ、長ねぎ、ししとうを入れ、火が通るまで炒めたら、しょうゆを回し入れて混ぜ合わせる。2の豆腐の上にのせる。

食べ過ぎた翌日には、迷わずコレ！
糸こんにゃくのビビンククス風

材料（2人分）
糸こんにゃく300g　きゅうり1本　サンチュ4枚　かいわれ菜少々　炒りごま少々
たれ〔コチュジャン大さじ1　酢大さじ1　ごま油大さじ1　オリゴ糖大さじ1〕

作り方
1. 糸こんにゃくは沸騰した湯にサッとくぐらせ、冷水にさらし水気をきる。
2. きゅうり、サンチュはせん切りにする。かいわれ菜は根元を切り落とす。ボウルにたれの材料をすべて入れ、混ぜ合わせる。
3. 器に1の糸こんにゃくと2の野菜を盛り、ごまを散らす。たれをからめていただく。

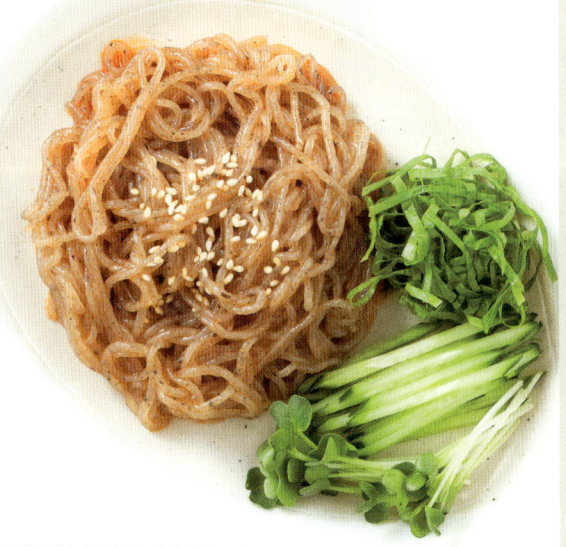

Point　韓国で人気のあるビビンククスという麺料理を糸こんにゃくで代用。しっかり満腹感が得られるうえ食物繊維が豊富なので、ダイエットだけでなく便秘の悩みにも効果的です。

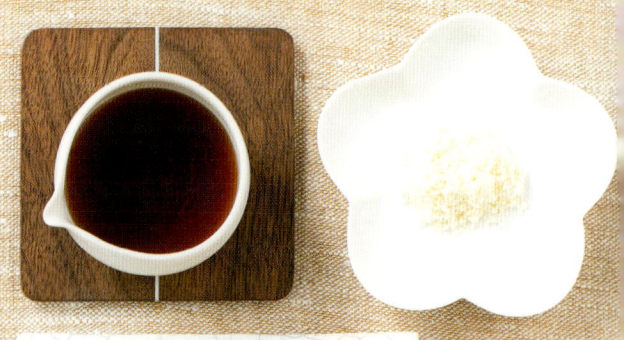

メインディッシュは、
肉や卵を中心としたボリューム感の
あるメニューはもちろんのこと、
豆腐や野菜を中心とした
ヘルシー志向のメニューまで、
食材や味、ボリュームの
バリエーションがとても豊富です。
だから、主食や副菜と組み合わせて
定食の主菜としてだけでなく、
野菜主体の軽めのメニューなどは、
間食にもぴったり。
活動状態や体の声を聞きながら、
1日のなかで、そして1週間のなかで、
いろいろな食材や栄養素を
バラエティー豊かにとれるように
メニュー構成をしてみましょう。

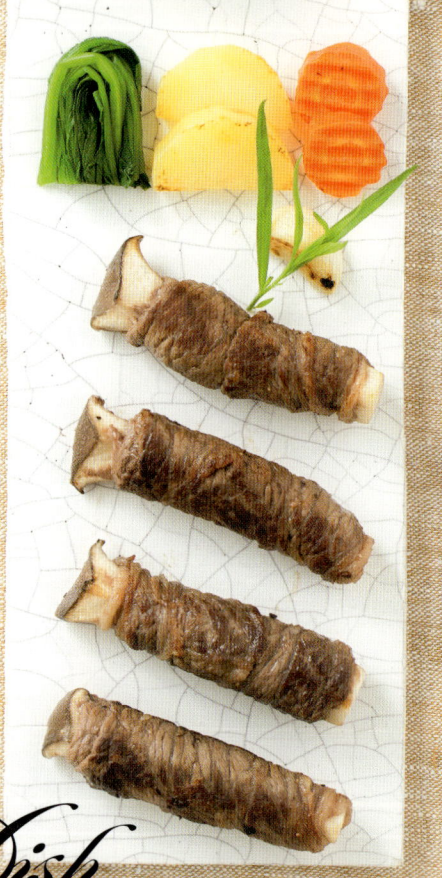

Main Dish
13
メインディッシュ

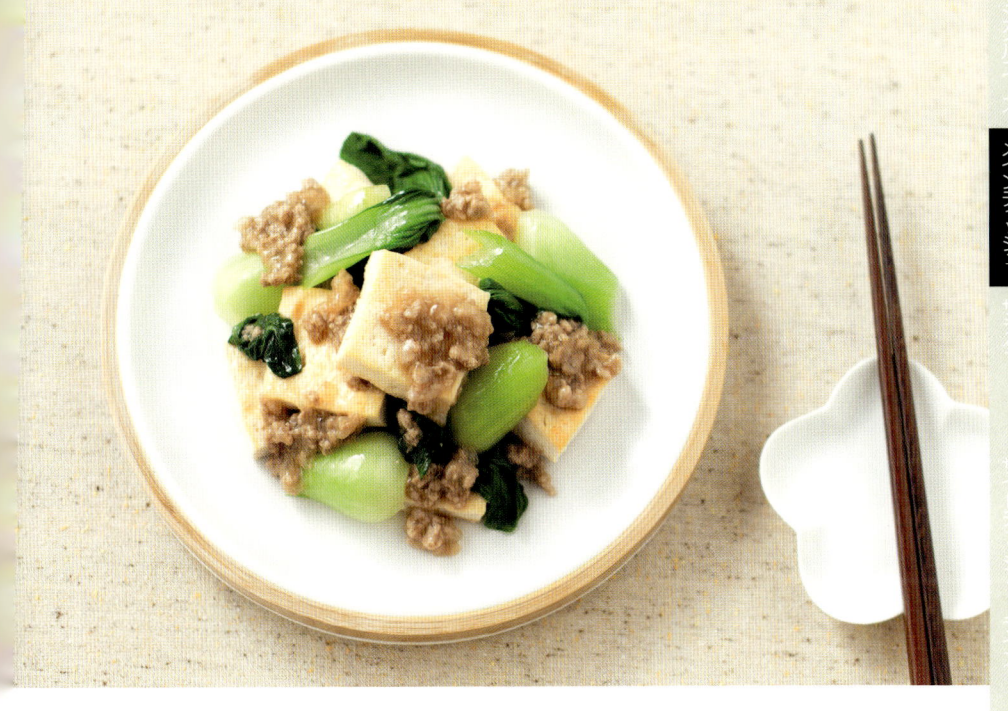

たっぷりのちんげん菜が、ペロリと食べられちゃう!
ちんげん菜と豆腐の豚ひき肉炒め

材料（2人分）

木綿豆腐 ……2/3丁	**下味**	
ちんげん菜 ……2株	オイスターソース ……小さじ1	にんにく（みじん切り）……小さじ1/3
豚ひき肉 ……100g	酒 ……小さじ1/2	ごま油 ……大さじ1/2
水溶き片栗粉 ……大さじ2	しょうゆ ……大さじ2/3	塩、こしょう ……各少々

作り方

1. 豆腐は大きめのひと口大に、ちんげん菜は食べやすい大きさに切る。ひき肉は下味を加えて味をなじませる。
2. フライパンを油をひかずに熱し、ひき肉を入れて炒める。火が通ったら豆腐を入れ、崩れないように炒める。
3. 豆腐に味がしみてきたらちんげん菜を入れ、サッと火を通す。仕上げに水溶き片栗粉を加えてとろみをつける。

Point ちんげん菜は生でも食べられるので、あまり火を通さずシャキシャキ感を残して。脂が気になる人は、ひき肉を下味をつける前に、塩を入れた熱湯にくぐらせると◎!

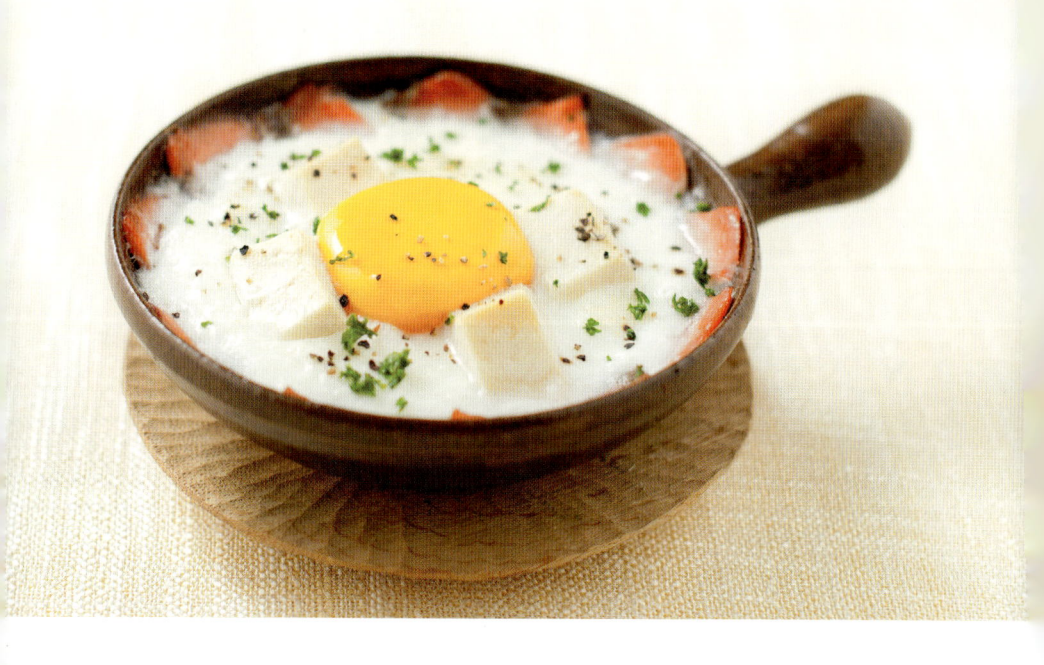

卵&豆腐で良質なたんぱく質をしっかりと!
スモークサーモンのヘルシーグラタン

材料(2人分)

- スモークサーモン(スライス) ……50g
- 絹ごし豆腐 ……1/4丁
- 卵白 ……4個分
- 卵黄 ……1個分
- 低脂肪牛乳 ……大さじ2
- ドライパセリ ……適量
- オリーブオイル ……適量
- 黒こしょう ……少々

作り方

1. スモークサーモンはひと口大に切り、オリーブオイルを塗った耐熱容器の回りにはりつける。
2. ひと口大に切った豆腐を入れ、卵白を流し入れる。
   器の真ん中に卵黄を崩さないようにのせ、回りに牛乳をふる(混ぜないこと)。
3. パセリとこしょうをふり、200℃のオーブンで約20分、白身がかたまるまで焼く。

Point ホワイトソースを使わないヘルシーグラタンです。スモークサーモンのスモーキーな香りと塩気だけでいただきます。これなら、遅くなった夕食でも心おきなく食べられますね!

ホクホク長いもにこっくりひき肉あんが美味！
長いもと牛ひき肉の煮つけ

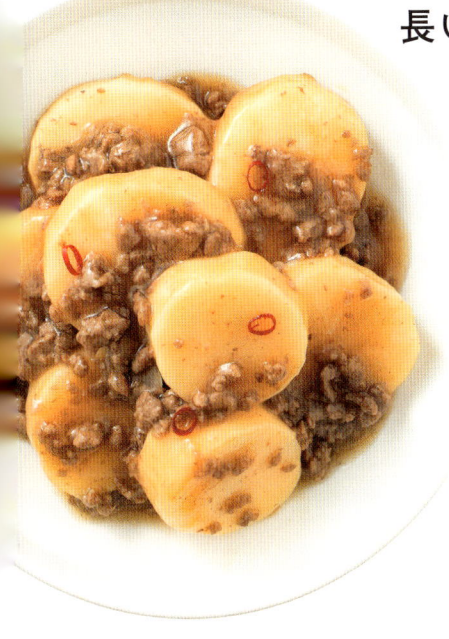

材料（2人分）
長いも1本（500g）　牛ひき肉100g　赤とうがらし（小口切り）適量　**下味**〔酒小さじ1　しょうが汁小さじ1/2　こしょう少々〕　**煮汁**〔だし汁（昆布）1と1/2カップ　しょうゆ大さじ2　オリーブオイル大さじ1/2　水あめ小さじ1〕　**とろみ調味料**〔だし汁（昆布）大さじ2　片栗粉小さじ2〕

作り方
1. 長いもはひと口大の輪切りにする。ひき肉は下味を加えて、味をなじませる。
2. フライパンにオリーブオイルをひいてひき肉を炒め、火が通ったら長いもを入れる。長いもに油が回ったら煮汁を入れ、味がしみ込むまで煮つける。
3. とろみ調味料を加えて仕上げ、器に盛って赤とうがらしを散らす。

揚げてないのに、しっとりジューシー！
ヘルシーとんかつ

材料（2人分）
豚ロース肉150g　プレーンヨーグルト大さじ1と1/2　パン粉適量　ドライパセリ少々　**下味**〔酒大さじ1　しょうが汁小さじ1　塩、こしょう各少々〕

作り方
1. 豚肉は脂身部分を切り落とし、**下味**をもみ込んで味をなじませる。
2. 豚肉にプレーンヨーグルトを塗り、パン粉とパセリをまぶす。
3. 250℃のオーブンで約20分、全体に火が通るまで焼く。器に盛り、好みで大根おろしやポン酢を添える。

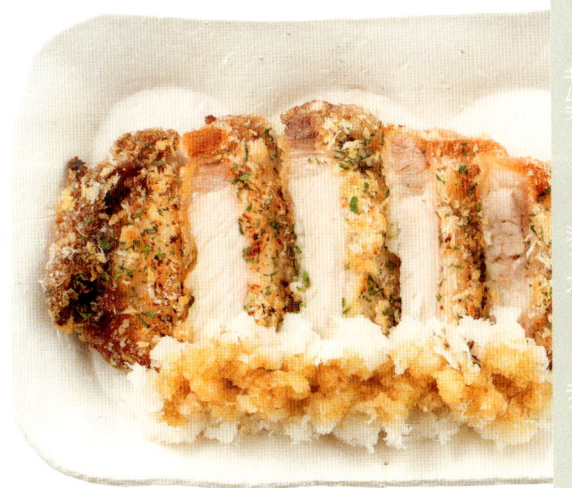

Point　下味をしっかりもみ込むと、しょうが酵素が働いて、やわらかでしっとりとした食感に。

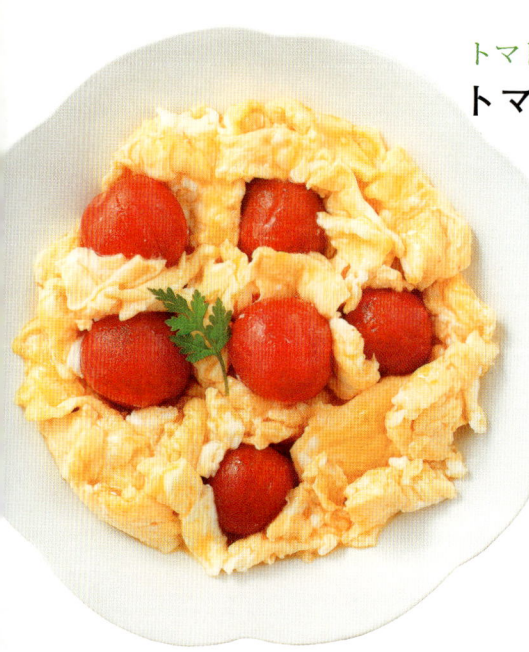

トマトの酸味がほどよいアクセントに
トマトスクランブルエッグ

材料（2人分）
ミニトマト8個　卵2個　牛乳大さじ5　オリーブオイル適量　塩少々　好みのハーブ（パセリなど）適量

作り方
1. ミニトマトは熱湯にくぐらせて湯むきする。ボウルに卵と牛乳を入れ、均一になるまで混ぜ、トマトを加えて塩で調味する。
2. フライパンにオリーブオイルを入れ、熱くなったら1を流し入れ、スクランブルエッグにする。
3. 器に盛り、好みのハーブを散らす。

栗の季節には必ず作るお気に入り
鶏肉と栗のこっくり煮

材料（2人分）
鶏もも肉300g　栗4個　にんじん小1/2本（50g）　ピーマン1/2個　玉ねぎ1/4個　鶏ガラスープ1/2カップ　ごま油少々　下味〔白ワイン大さじ1　鶏ガラスープ1/3カップ　しょうが汁小さじ2〕　たれ（作りやすい分量）〔しょうゆ大さじ2　水あめ大さじ2　ざらめ大さじ1　酒大さじ2　しょうが汁小さじ1　にんにく（みじん切り）大さじ2　玉ねぎ（すりおろし）大さじ2　ごま油大さじ1　こしょう少々〕

作り方
1. 鶏肉は食べやすい大きさに切り、下味をもみ込む。たれの材料を混ぜ合わせておく。
2. 栗はゆでて、鬼皮、渋皮をむく。にんじん、ピーマン、玉ねぎはひと口大に切る。
3. フライパンにごま油をひき、1の鶏肉と2を入れて軽く炒め、油が回ったら鶏ガラスープを注ぐ。
4. 煮立ったら、味を見ながらたれを約1/3量加え、弱火にしてじっくりと煮込む。

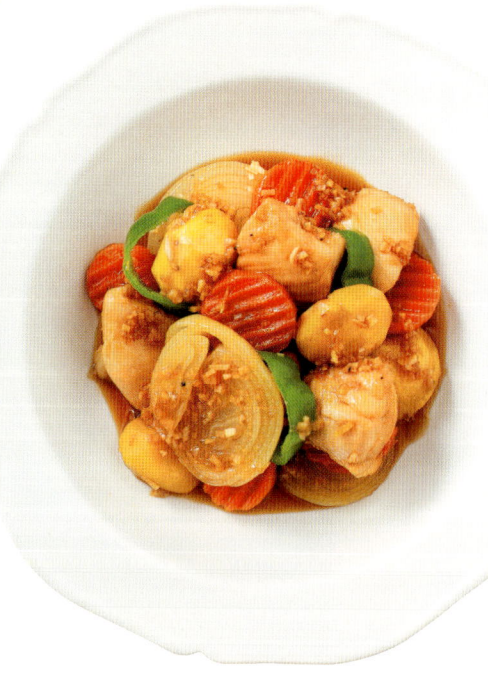

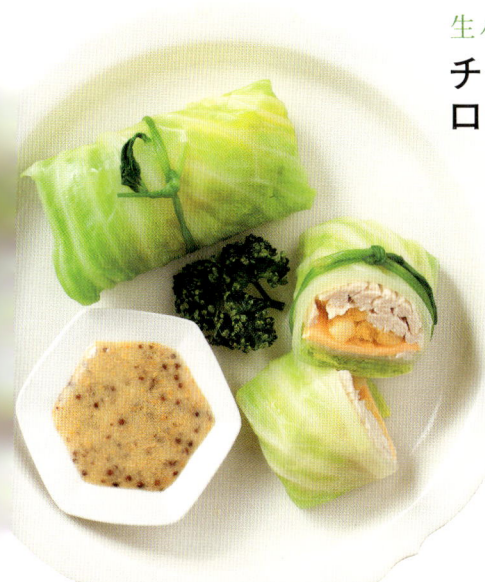

生パイナップル効果で、消化スムーズ！
チキンとパイナップルのロールキャベツ

材料（2人分）

鶏むね肉150g　パイナップル（生）100g　キャベツ4枚　三つ葉適量　スライスチーズ1枚　酒適量　マスタードソース〔粒マスタード大さじ1　酢大さじ1　オリーブオイル大さじ1〕

作り方

1. 鶏肉は皮を取り除き、酒を入れてゆで、縦にさく。パイナップルは細かく刻む。
2. キャベツ、三つ葉はゆでて、冷水にとって水気をきる。キャベツの芯を葉が崩れない程度にそぎとる。チーズは縦4等分にする。
3. キャベツの上に鶏肉、パイナップル、チーズをのせて包みロールキャベツを4つ作り、三つ葉を結ぶ。器に盛り、マスタードソースをつけていただく。

エリンギの食感がクセになる
エリンギの牛肉ロール

材料（2人分）

牛薄切り肉200g　エリンギ2本　つけ合わせ野菜（じゃがいも、にんじん、ほうれん草、にんにく）適量　オリーブオイル適量　片栗粉適量　塩、こしょう各少々　パルメザンチーズ少々　ソース〔水1カップ　ステーキソース（市販品）大さじ3　水溶き片栗粉大さじ2〕

作り方

1. 牛肉は塩、こしょうで下味をつける。エリンギは軽くゆでて縦4等分する。鍋にソースの材料を入れ、ひと煮立ちさせる。
2. ひと口大に切ったにんじん、じゃがいもを下ゆでし、オリーブオイルをひいたフライパンで炒める。にんにくも炒める。ほうれん草はサッとゆでて、食べやすい大きさに切る。
3. 片栗粉をまぶした牛肉でエリンギを巻き、フライパンにオリーブオイルをひいてこんがりと焼く。つけ合わせの野菜とともに器に盛り、ソースとチーズをかけていただく。

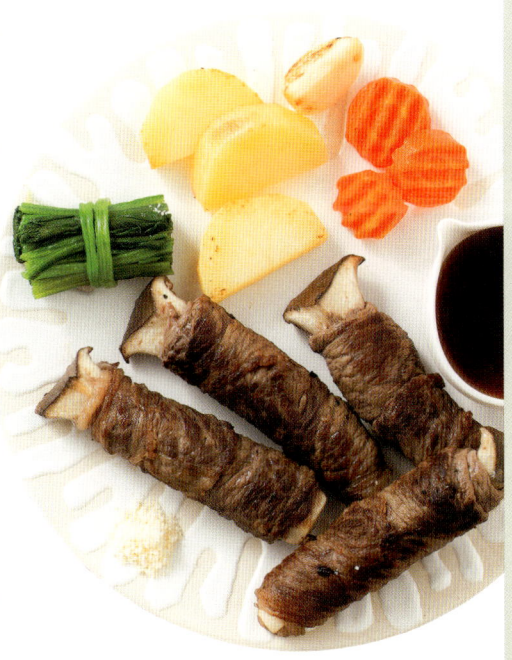

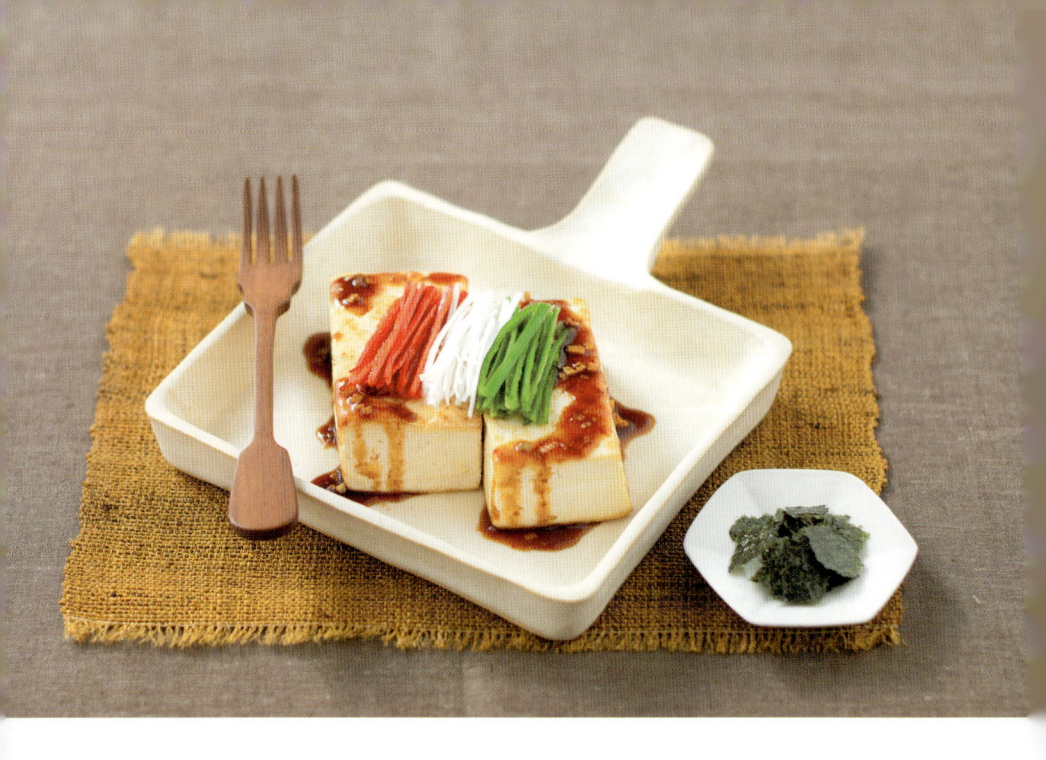

濃厚なソースで、ペロリと食べられる
豆腐ステーキ韓国風

材料（2人分）

木綿豆腐 ……1丁
長ねぎ ……1/3本
生とうがらし（赤・青）……各3本
韓国のり ……適量
オリーブオイル ……少々

ステーキソース
| しょうゆ……大さじ2
| にんにく（みじん切り）……小さじ1
| 長ねぎ（みじん切り）……小さじ1
| 粉とうがらし……少々
| ごま油……少々

作り方

1. 豆腐はしっかり水きりして、4等分する。
   長ねぎは白髪ねぎに、生とうがらしはせん切りにする。
2. オリーブオイルをひいたフライパンに豆腐を入れ、焦げめがつくまでじっくりと焼く。
   フライパンから取り出し、ソースがしっかりからむように、
   豆腐の両面に碁盤の目のように浅く切れ目を入れる。
3. 器に2の豆腐を盛り、白髪ねぎ、とうがらしを彩りよくのせる。
   ステーキソースをかけて、ちぎった韓国のりを添える。

Point 生とうがらしは辛くないタイプのものを。
ししとうや万願寺とうがらしなどでも代用できます。

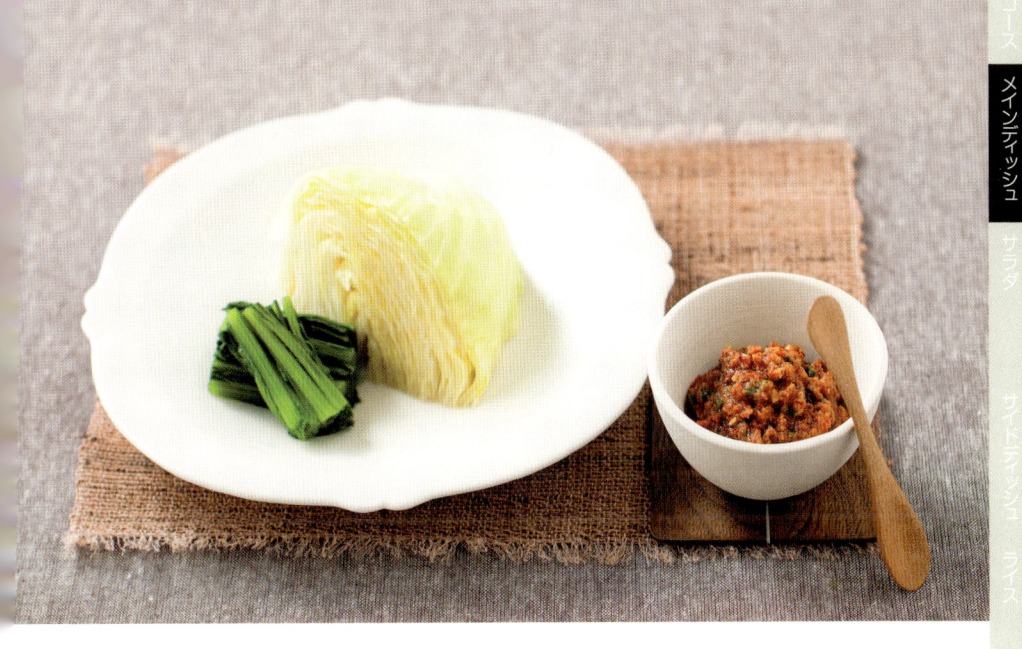

キャベツのおいしい時期にぜひ！
蒸しキャベツのピリ辛みそ添え

材料（2人分）

キャベツ 1/2個
小松菜 2株

ピリ辛みそ
　みそ 大さじ4
　ごま油 大さじ1
　粉末しいたけ
　（または粉末中華だし）
　　......小さじ1/2
　粉とうがらし 大さじ1
　生とうがらし（青、みじん切り） 大さじ1
　にんにく（みじん切り） 大さじ1

作り方

1. キャベツを半分に切り、芯を取り除く。
2. 湯気の上がった蒸し器でキャベツを蒸し、時間差で小松菜も蒸し、食べやすい大きさに切る。
3. フライパンにピリ辛みその材料をすべて入れ、軽く火を通す。
2を器に盛って、ピリ辛みそを添える。

Point キャベツがたっぷり食べられるメニューです。みその塩分で塩気がずいぶん変わるので、みその量は味見をして加減してくださいね。

カレーパワーで代謝アップ！
豆腐カレーシチュー

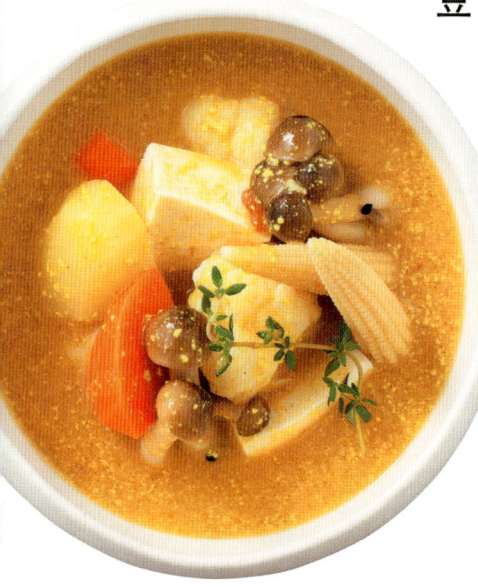

材料（2人分）

木綿豆腐1/4丁　じゃがいも1/2個　にんじん1/2本　カリフラワー1房（50g）　しめじ適量　ヤングコーン（缶詰）適量　カレーソース〔木綿豆腐1/4丁　カレー粉大さじ1と1/2　水1/4カップ　牛乳1/2カップ　トマトの水煮（カット）大さじ3　はちみつ大さじ1/2　にんにく（みじん切り）大さじ1/2〕

作り方

1. 豆腐、じゃがいも、にんじんはひと口大に切る。カリフラワー、しめじは小房に分ける。
2. カレーソースの材料をミキサーにかける。
3. 鍋に水2カップ（分量外）を入れ、じゃがいも、にんじん、カリフラワーをゆで、火が通ったらしめじ、豆腐、ヤングコーンを入れる。2のソースを加えて、サッと火を通す。

こんにゃく＆根菜で食物繊維たっぷり！
こんにゃくと温野菜のさっぱり煮

材料（2人分）

こんにゃく1枚（250g）　れんこん1/2節（100g）　ごぼう1/4本　にんじん1/2本　ブロッコリー1/4株　キャベツ1/6個　しめじ1/2パック　だし汁1と1/2カップ　めんつゆ（ストレート）1/2カップ

作り方

1. こんにゃくはあく抜きをし、ひと口大に切る。れんこん、ごぼう、にんじん、ブロッコリーは乱切りに、キャベツ、しめじは食べやすい大きさに切る。
2. フライパンにこんにゃくを入れてから炒りし、水分が飛んだら1の野菜をすべて入れ、だし汁を注ぐ。
3. だし汁が沸騰したらめんつゆを入れ、根菜がやわらかくなるまでじっくり煮ふくめる。

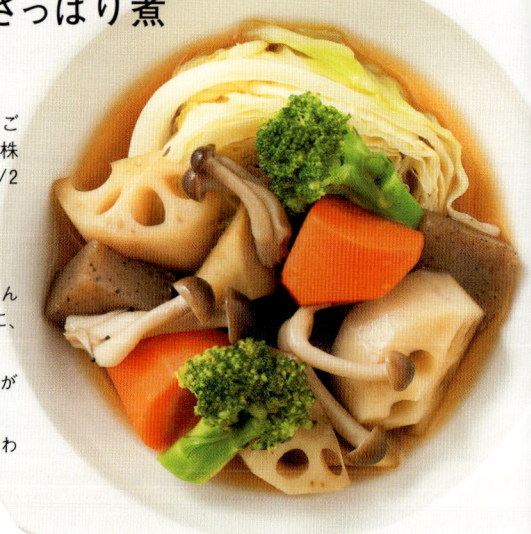

豆腐で、イタリアン気分？
イタリアン冷ややっこ

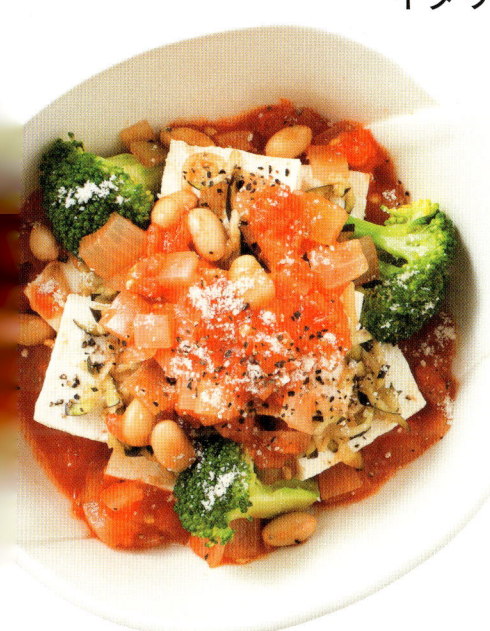

材料（2人分）
木綿豆腐1/2丁　ブロッコリー適量　オリーブオイル大さじ1　こしょう少々　パルメザンチーズ適量　トマトソース〔トマト（みじん切り）1個分　なす（薄切り）1本分　玉ねぎ（みじん切り）1/2個分　ゆで大豆大さじ1　水1/3カップ　トマトペースト大さじ1〕

作り方
1. 豆腐は水きりをして、食べやすい大きさに切る。ブロッコリーは食べやすい大きさに切り、サッと塩ゆでする。
2. フライパンにオリーブオイルをひき、トマトソースの材料の野菜と大豆を炒め、水とトマトペーストを入れて火を通し、冷ます。
3. 器に豆腐、ブロッコリーを盛って2のソースをかけ、こしょうとパルメザンチーズをふる。

Point パルメザンチーズの塩気だけであっさりいただけるので、間食にいただくことも。

Column

代謝を上げて、太りにくい体をつくるために欠かせないたんぱく質は、バランスよくとって！

美しいボディラインや若々しい肌や髪のために、欠かせない栄養素といえば「たんぱく質」ですよね。たんぱく質は、肉類や魚、卵、豆腐などの食材に豊富に含まれていますが、なかでも良質なたんぱく質である必須アミノ酸がバランスよく含まれているのが肉類です。しかしダイエット中の女性のなかには、肉は敵とばかりに、排除している人をよく見かけます。確かに肉類はカロリーが高く脂質も多いため、気になるのはわかります。でも調理の工夫次第で、気になる脂質はカットできるのでご安心を！　何よりたんぱく質不足となっては、肌や髪、爪などがボロボロになるばかりでなく、代謝が低下してしまい、ダイエットもうまくいきません。肉、卵などの動物性のたんぱく質、そして豆腐などの植物性のたんぱく質、どちらもバランスよくとることで、細胞レベルから代謝アップできる体を目指しましょう。

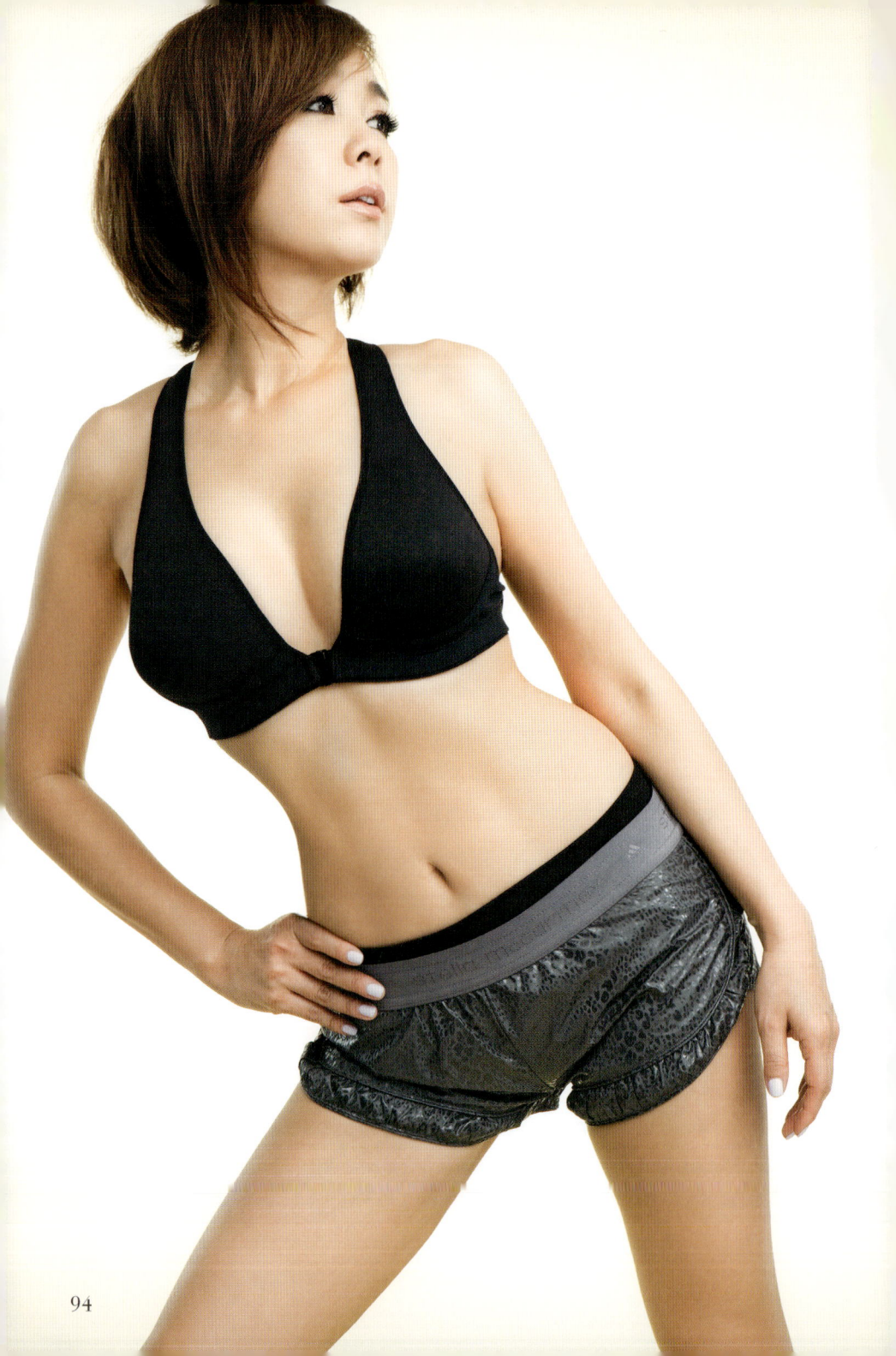

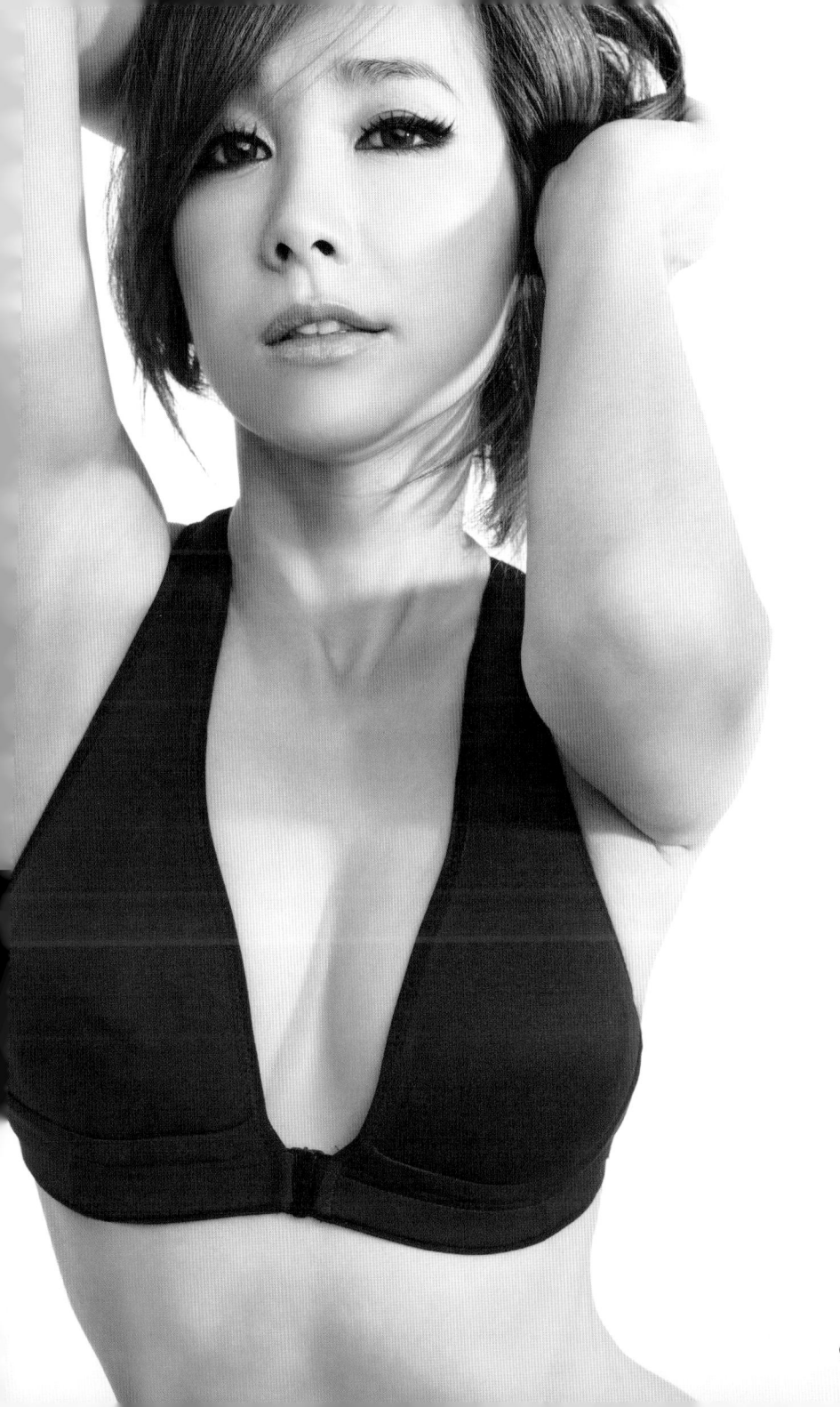

Salad 13

サラダ

今回ご紹介するサラダの多くは、皆さんが思い浮かべるサラダとは少し違うかもしれません。
ボリューム満点なステーキがのっていたり、まぐろのお刺身やしらす干しを合わせたり……。
さらには、意識しないとなかなかとりにくい濃い緑の野菜を、
たっぷりおいしくいただけるようにアレンジしたサラダもたくさんあります。
サラダをちょっとしたつけ合わせメニューだと思っている方は、驚くかもしれないですね。
実は私は、サラダ一品だけを1回の食事にしたり、間食としてもよくいただきます。
もちろんドレッシングは手作り。
これを機に、ぜひ手作りドレッシングのおいしさに目覚めていただけるとうれしいです。
そしてサラダのバリエーションを増やして、もっともっとサラダを食生活のなかに取り入れましょう。

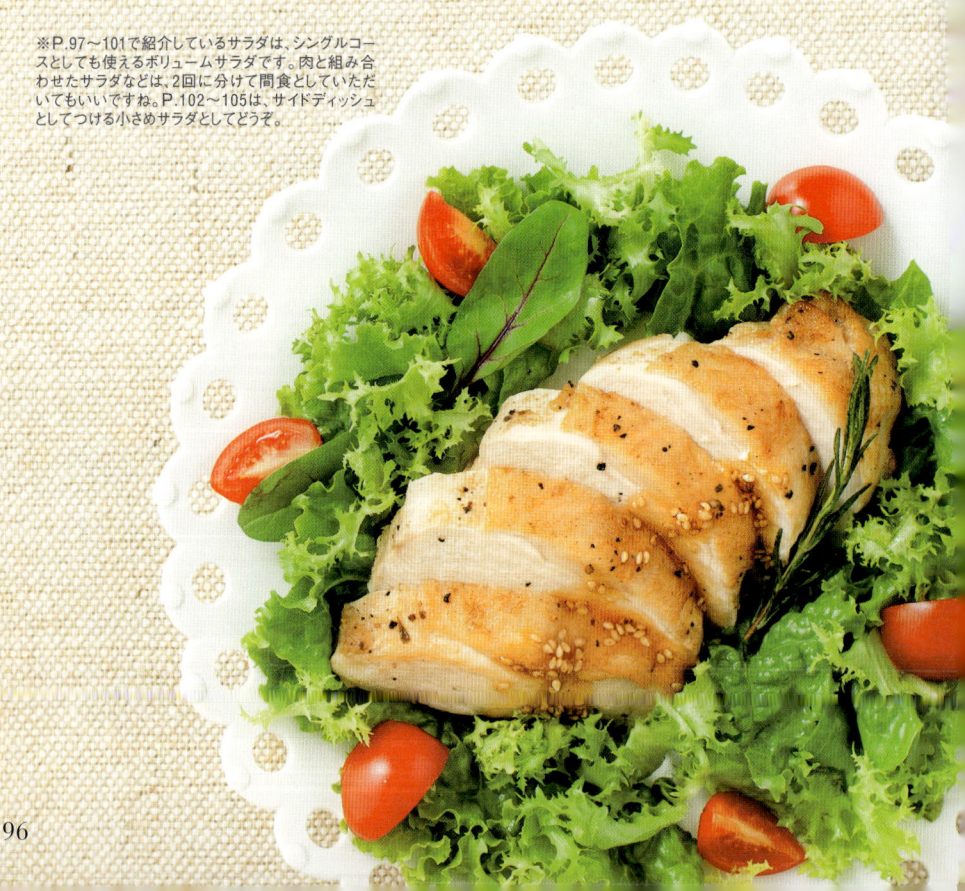

※P.97〜101で紹介しているサラダは、シングルコースとしても使えるボリュームサラダです。肉と組み合わせたサラダなどは、2回に分けて間食としていただいてもいいですね。P.102〜105は、サイドディッシュとしてつける小さめサラダとしてどうぞ。

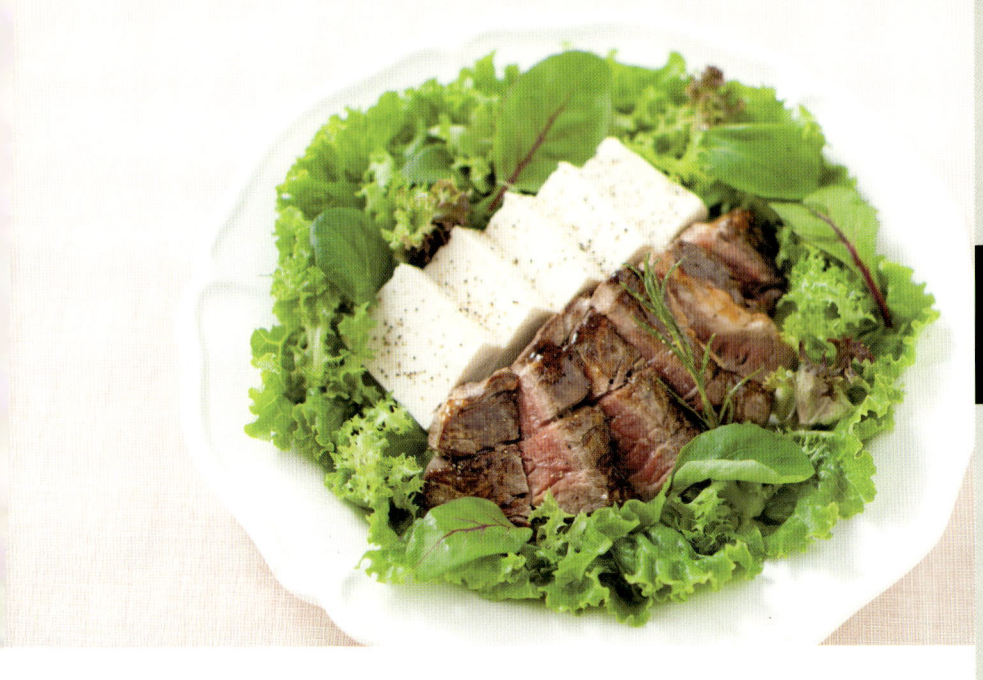

メインにもシングルコースにも◎！
牛ステーキと豆腐のサラダ

材料（2人分）
牛肉（ステーキ用赤身）……200g
木綿豆腐 ……2/3丁
葉野菜（グリーンリーフ、
　ベビーリーフなど）……40g
粒こしょう ……大さじ1
ローズマリー ……適量

下味
| 塩、こしょう……各小さじ1/4
| オリーブオイル……小さじ2

ステーキソース
| バーベキューソース……大さじ2
| オイスターソース……小さじ1

作り方
1. 牛肉は下味をすり込んで、味をなじませる。豆腐は食べやすい大きさに切る。
2. 熱したフライパンで1の牛肉を焼き、ステーキソースをからませる。
3. 牛肉を食べやすい大きさに切り、豆腐、ベビーリーフとともに器に盛りつける。粒こしょうを散らし、ローズマリーを添える。

Point 牛肉にしっかり味つけしてあるので、ベビーリーフと豆腐にドレッシングなどで味つけしません。牛肉と一緒にいただきましょう。

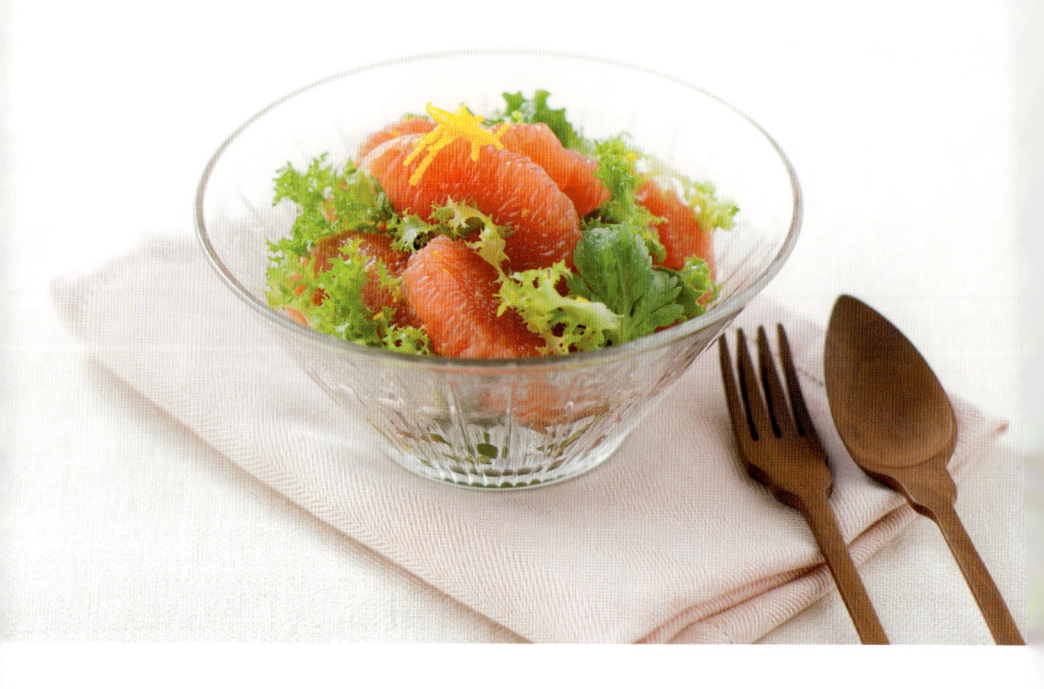

すっきりさわやかな香りと味わいで、体脂肪にアプローチ！
グレープフルーツと野菜のサラダ

材料（2人分）
グレープフルーツ（ルビー）……2個
葉野菜（エンダイブ、
　春菊、ケールなど）……200g
みかん（皮）……少々

果汁ドレッシング（作りやすい分量）
　みかん（果肉）……1個分
　レモン汁……大さじ1
　酢……大さじ1
　オリーブオイル……大さじ3
　みかん（皮）……少々

作り方
1. グレープフルーツは皮、薄皮をむく。
   葉野菜は冷水につけてパリッとさせ、食べやすい大きさにちぎる。
2. 果汁ドレッシングの材料をすべてミキサーにかけ、ドレッシングを作る。
3. 器に葉野菜とグレープフルーツを盛り、せん切りにしたみかんの皮をのせる。
   ドレッシング適量をかけていただく。

Point 大好きなサラダで、間食としてもよく食べます。グレープフルーツの香り成分には、脂肪をメラメラ燃やしてくれる効果があるんですよ。

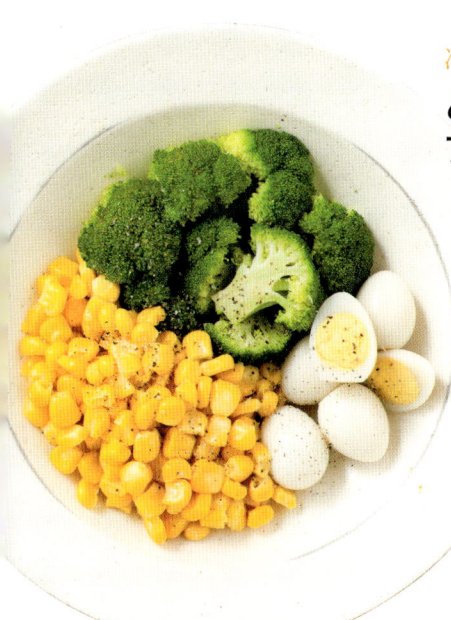

冷蔵庫に常備がおすすめ！
とうもろこしとブロッコリーのサラダ

材料（2人分）
ブロッコリー1株　とうもろこし（ドライパック）2カップ
うずらの卵（水煮）10個　塩、こしょう各少々

作り方
1. ブロッコリーは小房に分け、塩ゆでする。
2. ブロッコリー、とうもろこし、うずらの卵を器に盛り、塩、こしょうで味をととのえる。

Point 冷蔵庫に作り置きしておくと、小腹がすいたときにつまめて便利です。

ピリリとしたわさびと黒ごまの香ばしさが◎！
まぐろのお刺身サラダ

材料（2人分）
まぐろの刺身（赤身、さく）200g　葉野菜（エンダイブ、ベビーリーフなど）50g　黒ごま1/2カップ　塩、こしょう各少々　シーズニングスパイス小さじ2　オリーブオイル少々　**わさびドレッシング**（作りやすい分量）〔しょうゆ大さじ1　玄米酢大さじ2　はちみつ小さじ2　わさび小さじ1　オリーブオイル大さじ1　玉ねぎ（ざく切り）1/4個分〕

作り方
1. わさびドレッシングの材料をミキサーにかけ、冷蔵庫で1日寝かせる。
2. まぐろにシーズニングスパイス、塩、こしょうで下味をつけ、全体に黒ごまをまぶす。
3. フライパンにオリーブオイルをひき、まぐろをサッと焼きつける。切り分けて器に盛り、ベビーリーフ、エンダイブを添える。ドレッシングを適量かけていただく。

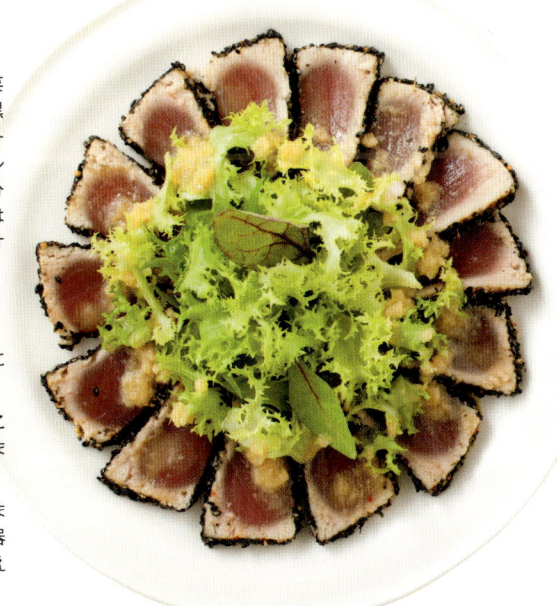

オイルに漬けることで、しっとりおいしく！
ハーブチキンサラダ

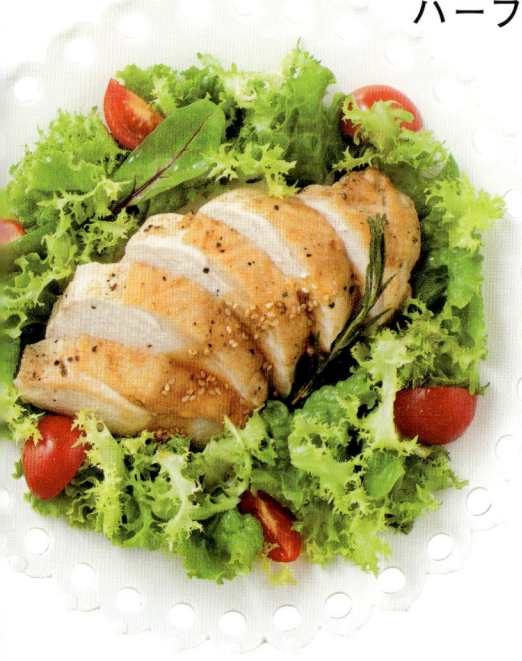

材料（2人分）

鶏むね肉1枚（150g）　葉野菜（グリーンリーフ、ベビーリーフなど）60g　ミニトマト6個　〔下味〔オリーブオイル大さじ4　ハーブソルト大さじ1　ローズマリー適量〕　**オリエンタルドレッシング**（作りやすい分量）〔しょうゆ大さじ3　酢大さじ3　オリーブオイル大さじ3　オリゴ糖大さじ1と1/2　レモン汁大さじ1/2　炒りごま大さじ1〕

作り方

1. 鶏肉は下味をふって30分以上置く。葉野菜は冷水につけてパリッとさせ、食べやすい大きさにちぎる。ミニトマトは縦4つに切る。
2. フライパンで1の鶏肉を焼き、食べやすい大きさに切り分ける。オリエンタルドレッシングの材料をすべて混ぜ合わせ、ドレッシングを作る。
3. 器に鶏肉、葉野菜、トマトを盛り、ドレッシング適量をかけていただく。

丸ごといただけるしらすは、カルシウムもたっぷり！
しらす干しのサラダ

材料（2人分）

しらす干し40g　葉野菜（グリーンリーフ、ベビーリーフなど）50g　紫チコリ2枚　オリーブオイル少々　バルサミコ酢少々

作り方

1. 葉野菜は、冷水につけてパリッとさせ、食べやすい大きさにちぎる。
2. 器に葉野菜としらす干しを盛りつけ、紫チコリを添える。オリーブオイル、バルサミコ酢をかけていただく。

Point 葉野菜に味をつけずに、しらす干しの塩気だけでいただけば、ドレッシングをかけなくて済みます。薄味に慣れるためにもオススメです。

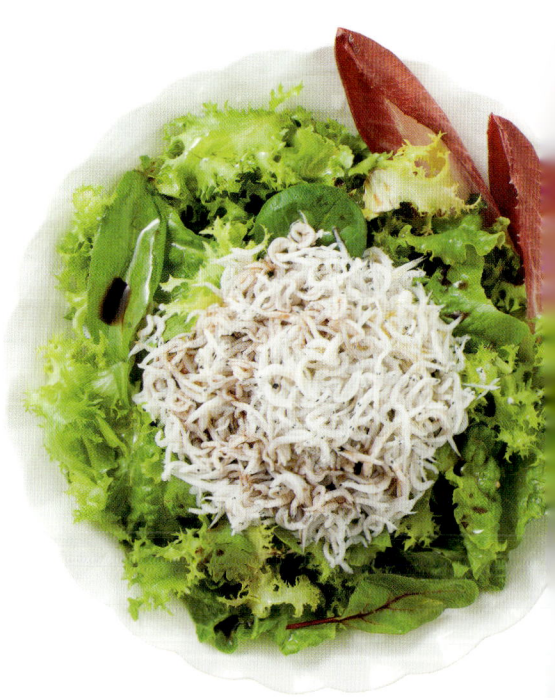

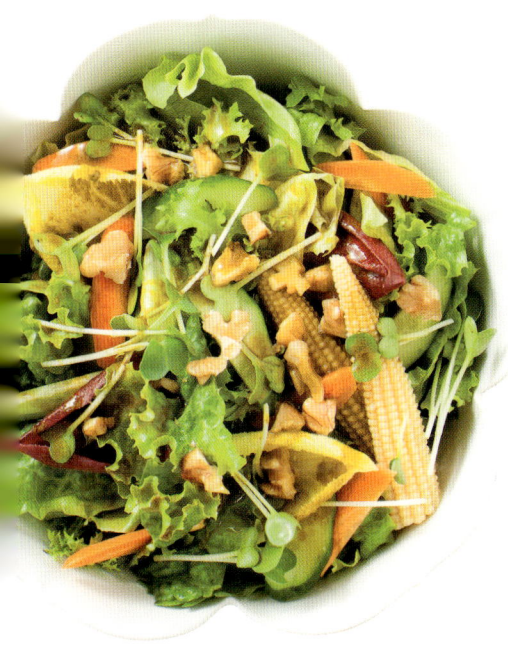

抹茶とくるみのほのかな苦みが、
アクセントに！

グリーンサラダ
抹茶ドレッシング

材料（2人分）

葉野菜（エンダイブ、からし菜、ケール、春菊など）60g　にんじん1/3本　きゅうり1/2本　かいわれ菜少々　チコリ（紫・黄）各1枚　ヤングコーン（缶詰）5本　くるみ適量　抹茶ドレッシング（作りやすい分量）〔抹茶小さじ1　オリーブオイル大さじ3　酢大さじ2　レモン汁小さじ1　塩少々〕

作り方

1. 葉野菜は冷水につけてパリッとさせ、食べやすい大きさにちぎる。にんじん、きゅうり、かいわれ菜、チコリは食べやすい大きさに切る。ヤングコーンは縦半分に切る。くるみはみじん切りにする。
2. 抹茶ドレッシングの材料をすべて混ぜ合わせ、ドレッシングを作る。
3. 器に野菜を盛り、くるみを散らす。ドレッシング適量をかけていただく。

Point　葉野菜は、旬のものでいろいろ試してみて！

Column

野菜は、たっぷり食べても太らないし、アンチエイジングにも◎！

ビタミンやミネラル、食物繊維が豊富な野菜は、たっぷり食べても太らないダイエットの力強い味方。なかでもサラダによく使う葉野菜は、デトックス効果が高い葉緑素（クロロフィル）がとれるので、サラダ菜やレタス類だけでなく、ケールや春菊、ちんげん菜など、いろいろな種類の葉野菜をサラダでいただくようにしています。結構、生で食べられる葉野菜は探してみると多いんですよ！　ぜひいろいろ試してみてくださいね。

わが家の子供たちは、以前はなかなか葉野菜を食べてくれなかったのですが、ハーブチキンサラダ（左ページ参照）をきっかけに葉野菜もちゃんと食べてくれるようになり、今では大好物になりました。えぐみや苦みがある葉野菜も、しっかり味つけした肉などと一緒に食べると、それがおいしいアクセントとなり、たくさんいただけますよ。

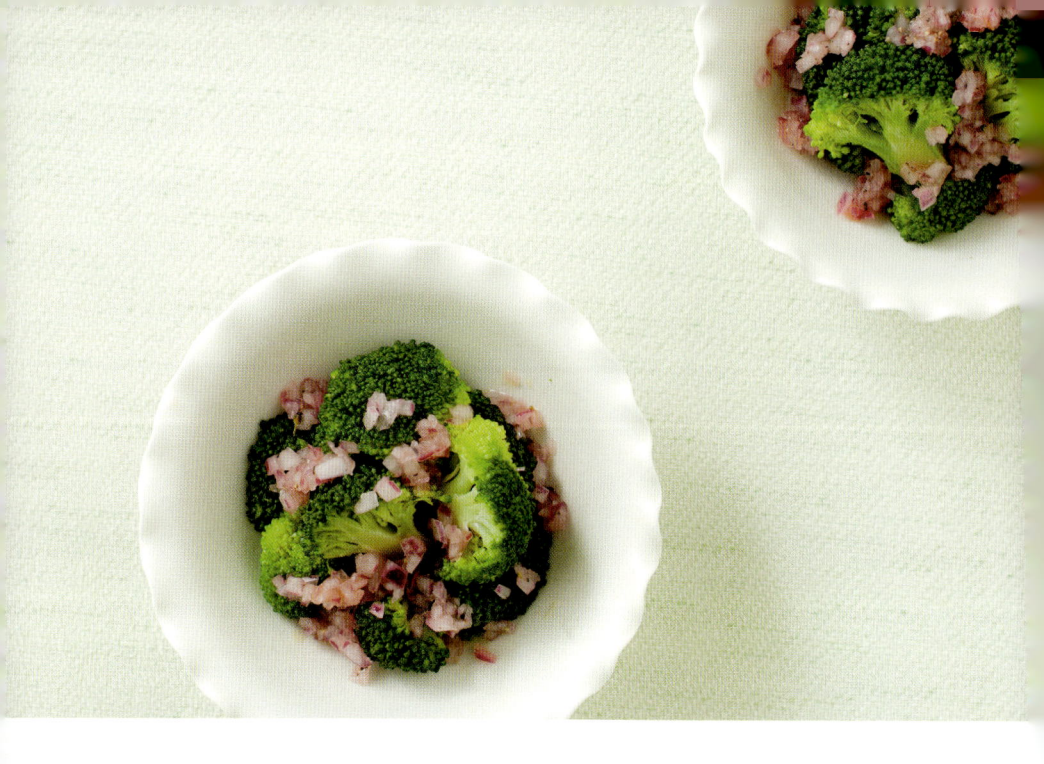

箸休めにうれしい、さっぱりサラダ
ブロッコリーサラダ

材料（2人分）

ブロッコリー ……1/2株
紫玉ねぎ ……1/4個

オリーブオイルドレッシング（作りやすい分量）
　オリーブオイル ……大さじ1
　レモン汁 ……大さじ1
　塩、こしょう ……各少々

作り方

1. ブロッコリーは小房に分け、塩ゆでする。紫玉ねぎはみじん切りにする。
2. オリーブオイルドレッシングの材料をすべて混ぜ、ドレッシングを作る。
3. ボウルにブロッコリー、紫玉ねぎを入れ、ドレッシングを加えてザックリと混ぜて、しばらく置いて味をなじませる。

Point　抗酸化成分が多く、栄養素が豊富なブロッコリーは、ダイエットはもちろんのこと、アンチエイジングの力強い味方！積極的にいただきましょう。

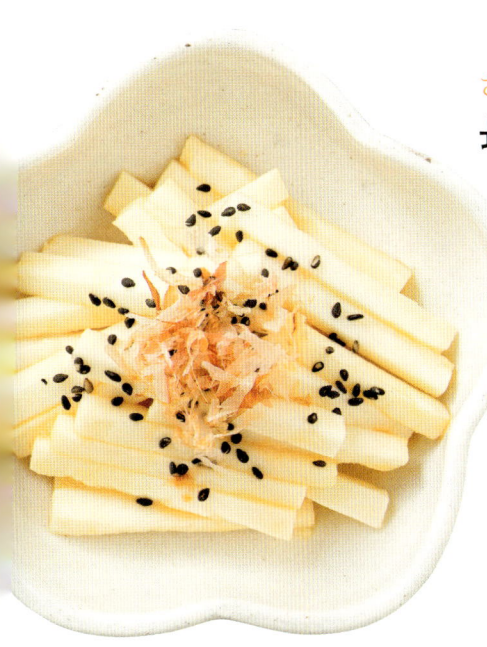

さっぱり和風な、おかずサラダ
長いもサラダ

材料（2人分）

長いも1/5本（100g）　しょうゆ小さじ1　かつおぶし少々　黒ごま少々

作り方

1. 長いもは食べやすい長さの細切りにし、しょうゆで和える。
2. 器に盛って黒ごまを散らし、かつおぶしをのせる。

Point 生の長いもには、炭水化物（でんぷん）の消化吸収を助けてくれる酵素アミラーゼがたっぷりなので、ご飯のお供にぴったり！

腹もちもいいし、植物性たんぱく質もしっかり！
お豆のサラダ

材料（2人分）

とうもろこし50g　レンズ豆30g　ひよこ豆30g　グリーンピース20g　葉野菜（エンダイブ、グリーンリーフなど）50g　紫玉ねぎ1/4個（40g）　チコリ2枚　ハニーレモンドレッシング（作りやすい分量）〔レモン汁大さじ4　オリーブオイル大さじ3　はちみつ大さじ1　塩、こしょう各少々〕

※とうもろこし、豆類はすべてドライパック

作り方

1. 葉野菜は冷水につけてパリッとさせ、食べやすい大きさにちぎる。紫玉ねぎはみじん切りにする。
2. ハニーレモンドレッシングの材料をすべて混ぜ合わせ、ドレッシングを作る。
3. ボウルにとうもろこし、レンズ豆、ひよこ豆、グリーンピース、紫玉ねぎを入れ、ドレッシング1/2量をかけ、ザックリと混ぜ合わせて味をなじませる。
4. 器に葉野菜を敷き、3のサラダを盛りつけてチコリを添える。

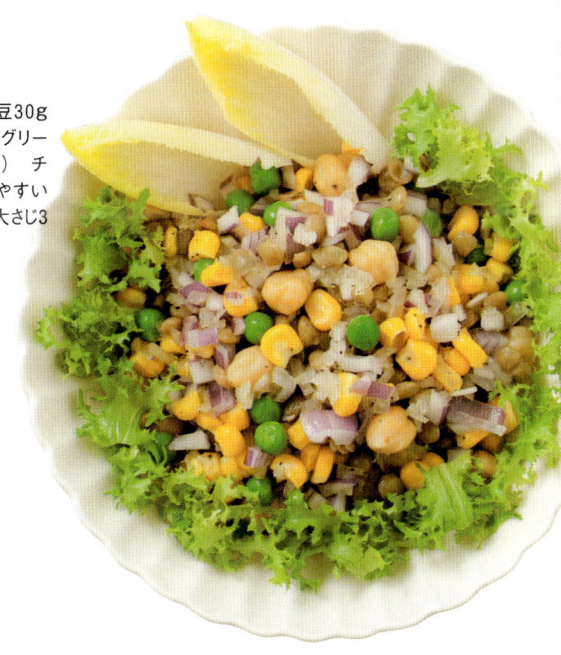

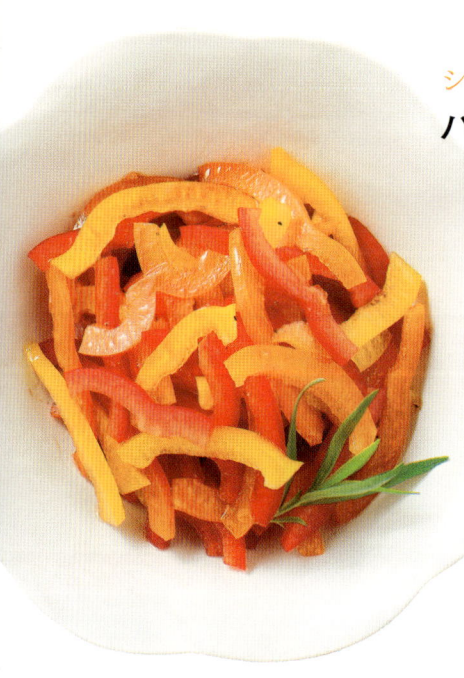

シャキシャキ瑞々しい食感がうれしい
パプリカサラダ

材料（2人分）

パプリカ（赤・黄・オレンジ）各1/2個　バルサミコドレッシング（作りやすい分量）〔オリーブオイル大さじ3　バルサミコ酢大さじ1　塩、こしょう各少々〕

作り方

1. パプリカはせん切りにし、冷水につけたあと水気をきる。
2. バルサミコドレッシングの材料をすべて混ぜ合わせ、ドレッシングを作る。
3. ボウルに**2**のパプリカを入れて、味を見ながらドレッシング適量で和える。

Point パプリカは美肌づくりに欠かせない、ビタミンCやカロテンがたっぷり。ほかにも毛細血管を強くするといわれるビタミンPも豊富に含まれています。

ファイトケミカルパワーで、抗酸化力抜群！
ヘルシーアンチエイジングサラダ

材料（2人分）

ミニトマト12個　ブロッコリー1/6株（50g）　紫玉ねぎ1/6個　きゅうり1/2本　セロリ1本　モッツァレラチーズ25g　ガーリックドレッシング（作りやすい分量）〔オリーブオイル大さじ2　にんにく（みじん切り）1片分　バジル（ドライ）少々　レモン汁大さじ1　酢大さじ1/2　はちみつ小さじ1/2　塩少々〕

作り方

1. ミニトマトは湯むきをする。ブロッコリーは小房に分けて塩ゆでする。紫玉ねぎは粗みじん切りにする。きゅうり、セロリ、チーズは食べやすい同じくらいの大きさに切る。
2. ガーリックドレッシングの材料をすべて混ぜ合わせ、ドレッシングを作る。
3. ボウルに**1**を入れ、ドレッシング適量を加えて全体をザックリと混ぜ合わせる。

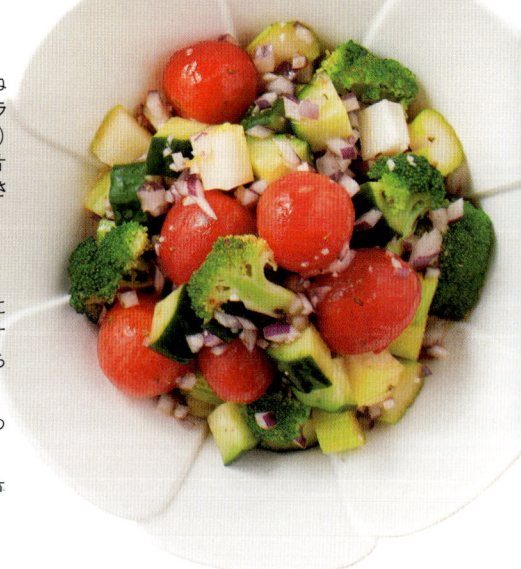

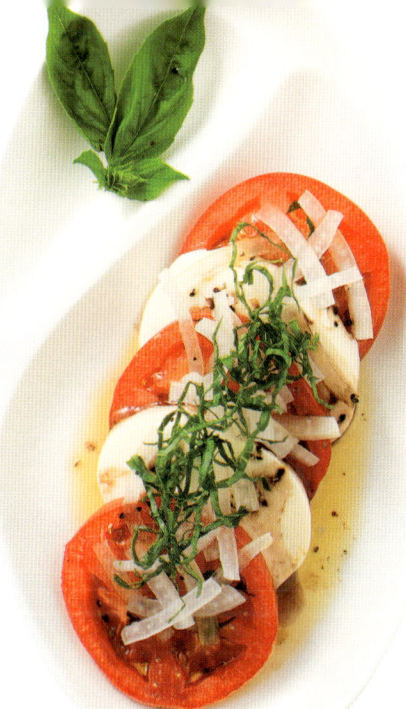

やっぱりおいしい黄金コンビ

トマトと
モッツァレラチーズのサラダ

材料（2人分）

トマト1個　モッツァレラチーズ60g　玉ねぎ1/2個
バジルの葉適量　オリーブオイル大さじ1　バルサミコ酢大さじ1/2　塩、こしょう各少々

作り方

1. モッツァレラチーズ、トマトは5mmほどの厚さにスライスする。玉ねぎは薄切りに、バジルはせん切りにする。
2. 器にトマトとモッツァレラチーズを並べ、玉ねぎをのせ、塩、こしょうで味をととのえる。バジルを散らし、オリーブオイル、バルサミコ酢をかける。

Column

生でしかとれない、話題の成分「酵素」も、しっかりと！

私は生の野菜か果物を、1日最低1回は必ずいただきます。食材の成分にはトマトのリコピンのように、火を通すことで栄養価が高くなったり、消化吸収がよくなるものもありますが、逆に生でしかとれないのが、熱に弱い「酵素」です。食材に含まれる食物酵素は、食べたものの消化を助けてくれるため、定食メニューなどにも必ず1品は生のものを入れるように心がけています。

また、わが家では生の野菜を食べるためによくサラダが登場しますが、それ以外でもきゅうりやにんじん、トマトなどをすぐ食べられるように洗ってカットしたものを冷蔵庫に保存して、小腹がすいたときにすぐつまめる間食として重宝しています。また外出時には、お弁当箱などに詰めて持ち歩くことで、お菓子などを食べずに済む効果も！おすすめですよ。

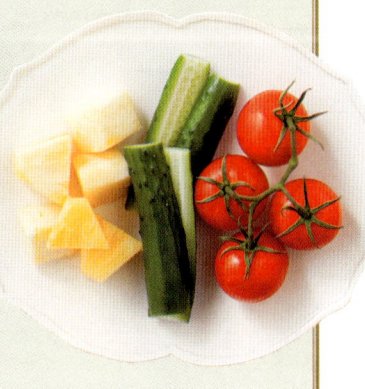

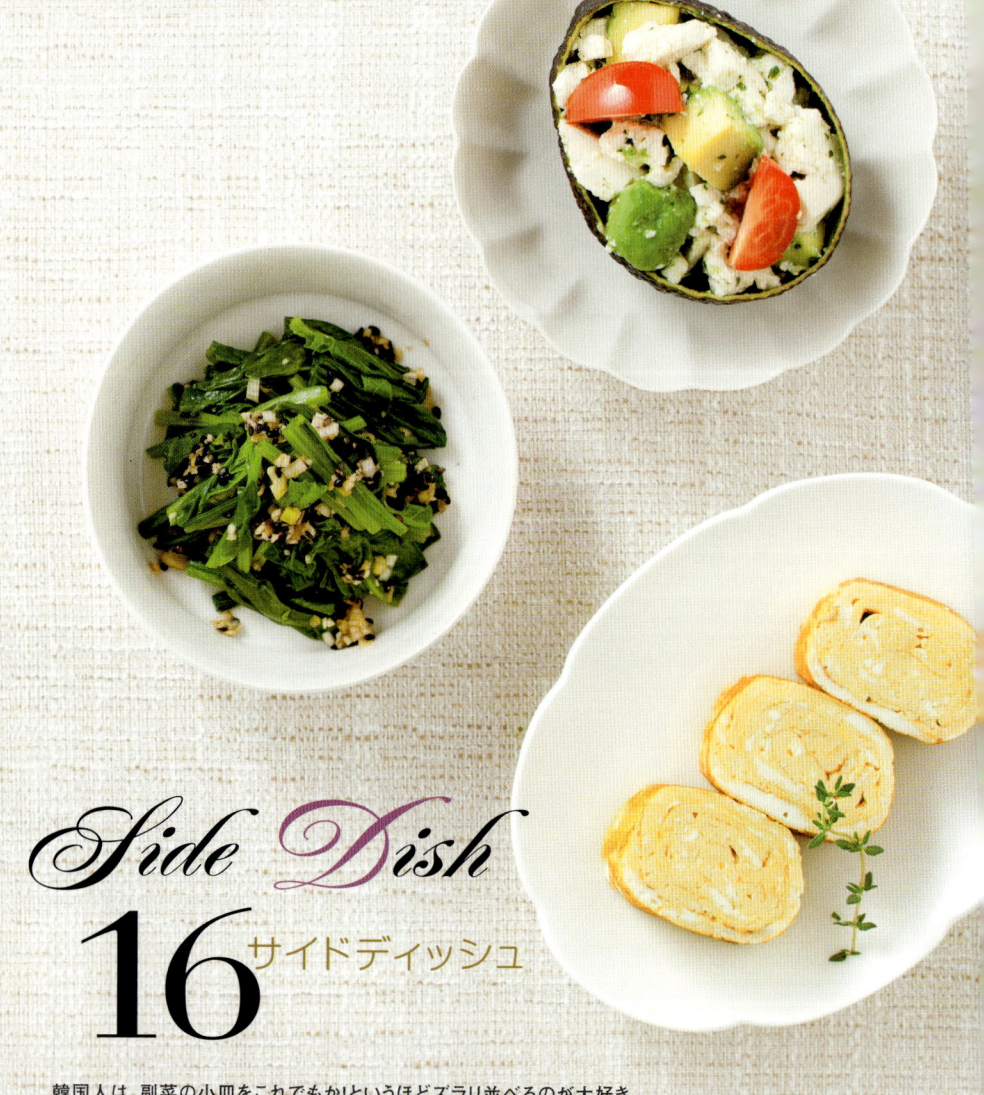

Side Dish
16 サイドディッシュ

韓国人は、副菜の小皿をこれでもか！というほどズラリ並べるのが大好き。
それをみんなでつつきながら食べるのが、韓国の日常の食卓です。
この食べ方だといろいろな食材を食べられるうえ、目にも楽しく、お腹だけでなく、心も満足します。
もちろんわが家も副菜小皿が食卓にずらっと並びますよ。
毎日いろいろ作るのは大変なときもあるので、
時間のあるときに常備菜としていろいろ作っておいたり、日持ちするナムルのたれなどは、
その都度作るのではなく、多めに作ってびんに保存しておきます。
副菜は、ほかのメニューに比べて味が濃くなりがちなので、量はそれほどいただきません。
副菜小皿を食卓に多めに並べるため、それぞれ2口、3口の場合が多いですね。

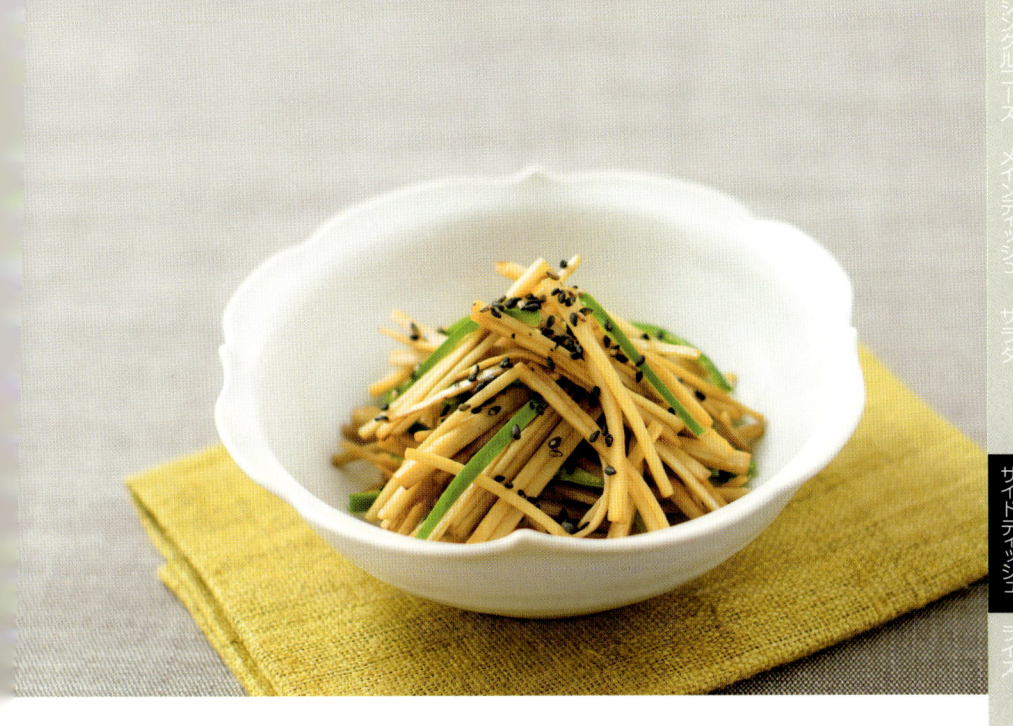

さっぱりいただける、ダヨン風キンピラ
ごぼうのチャプチェ

材料（4人分）

ごぼう ……1本　　　　しょうゆ ……小さじ2
生とうがらし（青）……4本　　黒ごま ……適量
オリーブオイル ……少々

※写真は2人分です。

作り方

1. ごぼうは包丁の背でこそげて皮をむき、5cmほどの長さのせん切りにする。生とうがらしは半分に切って種を取り出し、ごぼうと同じ長さのせん切りにする。
2. フライパンにオリーブオイルをひき、ごぼうを入れて弱火で炒め、しょうゆ、水小さじ1（分量外）を加えてじっくり火を通す。
3. ごぼうに味がついたら生とうがらしを入れ、さらに炒めて黒ごまをたっぷりふる。

Point
ごぼうには、デトックス効果だけでなく、糖分の吸収速度を緩やかにして血糖値の急上昇も防いでくれる食物繊維がたっぷり！
野菜のなかではトップクラスの含有量を誇ります。

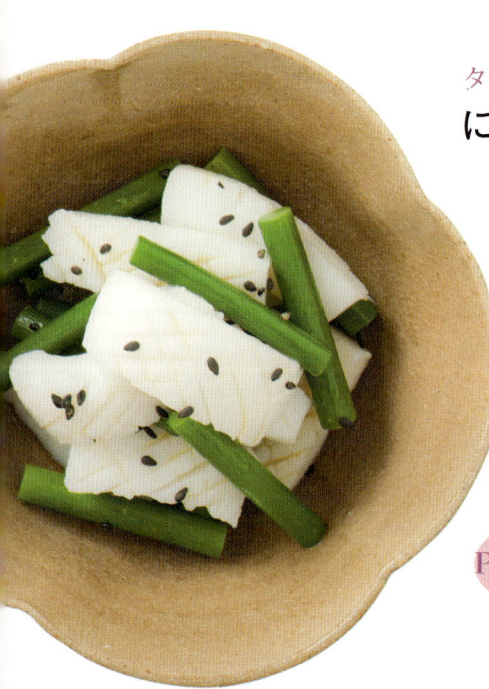

タウリン豊富なイカパワーで元気UP！
にんにくとイカのごま和え

材料（2人分）
ロールイカ1枚　茎にんにく（にんにくの芽）4本　ごま油大さじ1　黒ごま適量　塩少々

※写真は2人分です。

作り方
1. イカは湯通しし、食べやすい大きさに切る。茎にんにくは5cmほどの長さに切り、ゆでる。
2. ボウルにイカ、茎にんにくを入れて、ごま油、塩で和える。器に盛ってごまを散らす。

Point　塩が味の決め手となるので、ぜひおいしい塩を使ってください。私はミネラル豊富なアッケシソウ塩がお気に入りです。

片栗粉効果で、ふんわり焼き上がる
だし巻き卵

材料（2人分）
卵液〔卵2個　だし汁（昆布）大さじ3　片栗粉小さじ1　しょうゆ小さじ1　酢小さじ1/2　塩少々〕　オリーブオイル少々　大根おろし適量　かつおぶし適量　めんつゆ（ストレート）適量

※写真は2人分です。

作り方
1. ボウルに**卵液**の材料をすべて入れ、混ぜ合わせる。
2. 熱した卵焼き器かフライパンにオリーブオイルをひき、1を流し入れて卵焼きを作る。
3. 巻きすで巻いて形を整え、冷めたら食べやすい大きさに切り分けて器に盛る。大根おろし、かつおぶしを添え、めんつゆをかけていただく。

Point　焼いたとき形が多少いびつでも、巻きすで形を整えるので大丈夫！

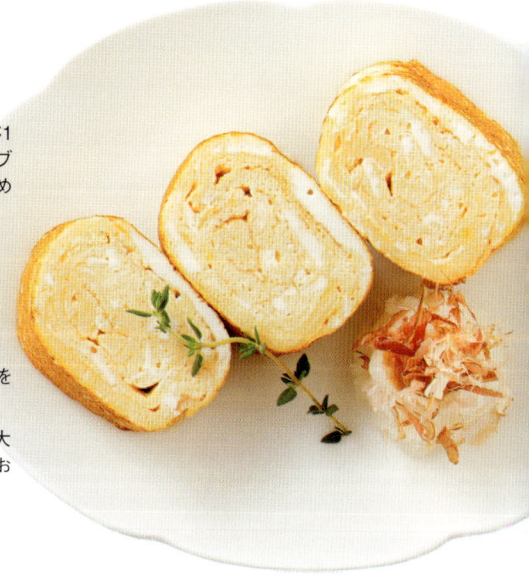

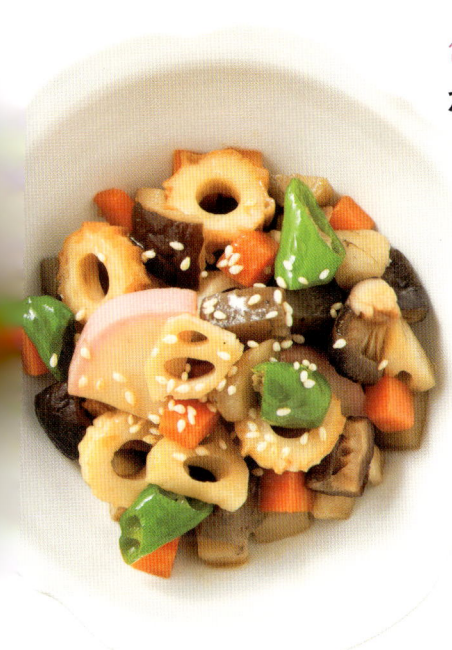

常備菜にもおすすめ
かまぼことれんこんの煮つけ

材料（2人分）
かまぼこ40g　ちくわ1本　干ししいたけ（戻す）3個　こんにゃく（あく抜き）30g　れんこん小1/3節（50g）　ごぼう1/3本　にんじん小1/4本（30g）　ししとう3個　オリーブオイル大さじ1　白炒りごま適量　煮汁〔干ししいたけの戻し汁1/2カップ　しょうゆ大さじ1/2　酒大さじ1　水あめ大さじ1/2〕

※写真は2人分です。

作り方
1. かまぼこ、ちくわは薄い輪切りにする。しいたけ、こんにゃく、れんこん、ごぼう、にんじんは同じくらいの大きさのひと口大に切る。
2. 熱した鍋にオリーブオイルをひき、1をすべて入れ、材料全体に油が回るようにサッと炒め合わせる。
3. 煮汁を注ぎ、ひと口大に切ったししとうを入れて煮る。器に盛り、ごまを散らす。

おいしく食べて、食物繊維でデトックス
たけのことしいたけの炒め物

材料（2人分）
たけのこ（水煮）100g　干ししいたけ1個　生とうがらし（赤・青）各1本　白炒りごま少々　オリーブオイル大さじ1/2　合わせ調味料〔しょうゆ小さじ2　長ねぎ（みじん切り）大さじ1　にんにく（みじん切り）大さじ1/2〕

※写真は2人分です。

作り方
1. たけのこは食べやすい大きさに切る。干ししいたけは水で戻して細切りに、生とうがらしはせん切りにする。
2. ボウルに合わせ調味料の材料をすべて入れて混ぜ、1を加えて混ぜ合わせる。
3. フライパンにオリーブオイルをひき、2を炒める。器に盛り、ごまを散らす。

Point　春先に生たけのこが手に入ったら、ぜひ生からゆでて作ってみて！

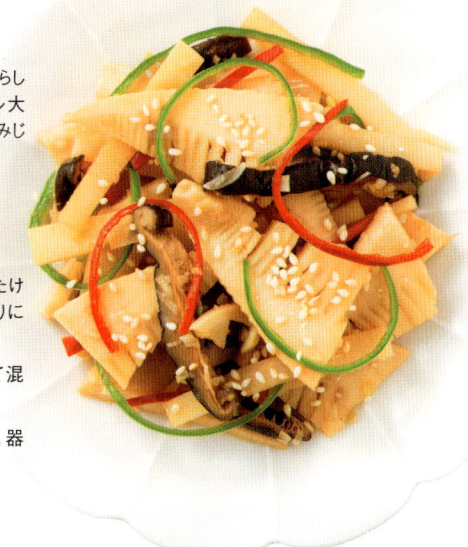

カルシウムたっぷりの箸休め
煮干しととうがらしのおつまみ煮

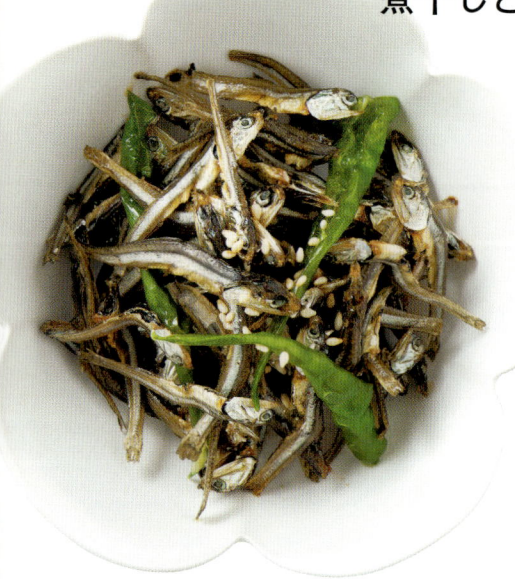

材料（4人分）

食べる煮干し25g　生とうがらし（青）2本　白炒りごま少々　オリーブオイル小さじ2　合わせ調味料〔しょうゆ小さじ1　水あめ小さじ1　水小さじ2〕

※写真は4人分です。

作り方

1. 煮干しはフライパンで、から炒りする。生とうがらしはへたを取って縦半分に切り、種を取り除き、オリーブオイルをひいたフライパンで炒める。
2. 鍋に合わせ調味料の材料を入れ、煮立ったら少し煮詰めて1の煮干しと生とうがらしを入れてからめる。
3. 器に盛り、ごまを散らしていただく。

Point たくさん食べるものではありませんが、あるとうれしい、箸休めにぴったりな一品です。

女性にうれしい成分がしっかりとれる
ひじきのシンプル煮

材料（2人分）

乾燥ひじき20g　白炒りごま少々　グレープシードオイル少々　煮汁〔だし汁2/3カップ　水あめ大さじ1　しょうゆ大さじ1〕

※写真は2人分です。

作り方

1. ひじきは水で戻して、水気を絞る。フライパンにグレープシードオイルをひき、ひじきを入れてサッと炒める。
2. 1のフライパンに煮汁を入れて、味がしみ込むまで煮込む。器に盛り、ごまを散らす。

Point 鉄分や食物繊維、ミネラルが豊富なひじきは積極的に食べたい食材のひとつ。シンプルな薄味にすることで、飽きずにたっぷりいただけます。

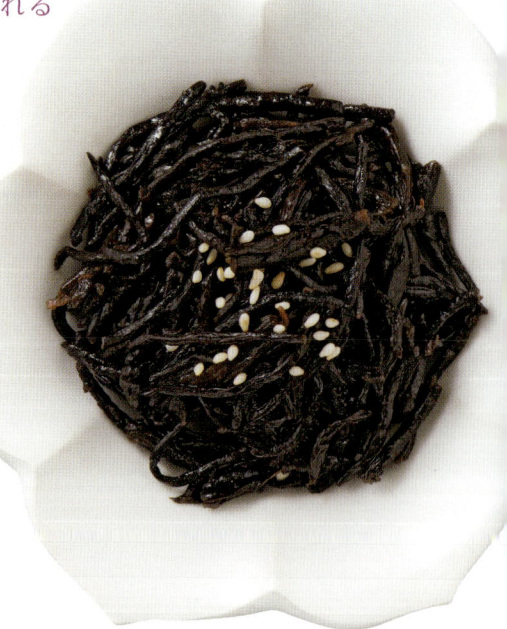

焼魚

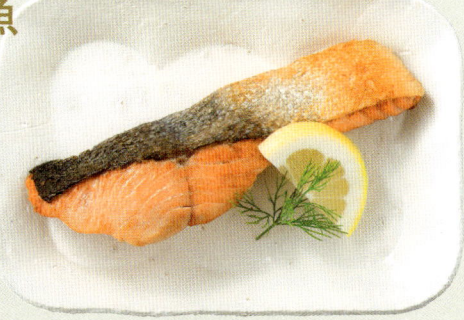

シンプルな焼魚も、副菜としてよく食卓に登場します。メインとしての焼魚ではないため、
1人1皿ではなく、1皿を家族でつつくことが多いですね。
日本の朝食の定番の干物はおいしいのですが、塩分が高いため、
どうしてもご飯がすすんでしまうので、わが家ではほとんどいただきません。
よく食べるのは、白身の鮮魚。イシモチやさわらなどを旬の時期に、
内臓とうろこを取って、1尾そのままオリーブオイルで網焼きしたり、
ホットプレートで焼くことが多いです。また、年間を通して手に入る鮭もよくいただきます。
どの魚も、基本的に味つけはシンプルに塩少々のみ。
おいしく焼くポイントは、塩をふったあと30分ほど置いて、
魚の余分な水分とくさみを出してふき取ってから焼くことです。お試しください。

焼きイシモチ

材料（2人分）

イシモチ ……1尾（220g）
塩 ……適量
オリーブオイル ……少々

作り方

1. イシモチはうろこを取って内臓を取り出し、腹の中を流水で洗う。
2. イシモチの皮に包丁で切れ目を入れ、塩をふって30分ほど置く。
3. 熱した網（またはホットプレート）にオリーブオイルを塗ってイシモチを置き、
   両面をカリッと焼く。
   ※他の魚でも、作り方はほぼ同じ。

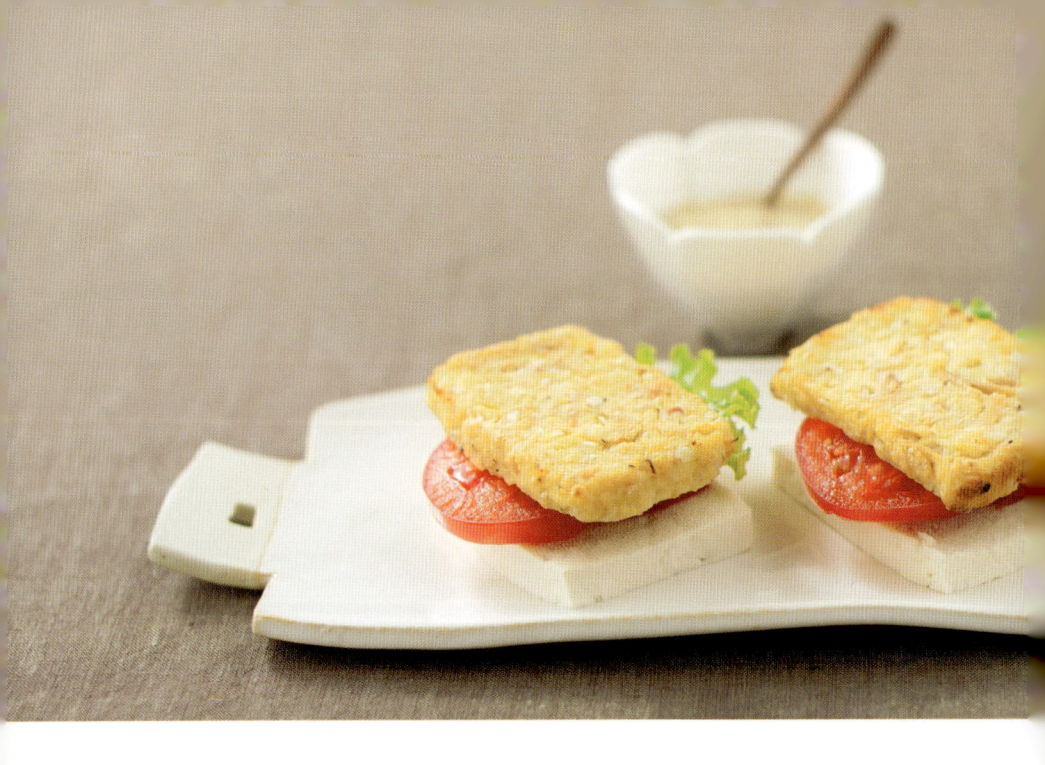

子供から大人まで、みんな大好き！
ツナと豆腐のヘルシーパテ

材料（2人分）

木綿豆腐 ……1/3丁
トマト ……1/2個
レタス ……少々

パテ
木綿豆腐（水きりする）……1/2丁
ツナ缶（ノンオイル）……小1/2缶（40g）
玉ねぎ（みじん切り）……大さじ1
にんにく（みじん切り）……少々
小麦粉 ……小さじ1
塩、こしょう ……各少々

マスタードソース
マスタード ……大さじ1
酢 ……大さじ1
オリーブオイル ……大さじ1

※写真は2人分です。

作り方

1. ボウルにパテの材料をすべて入れて混ぜ合わせ、適当な大きさに成形し230℃のオーブンで約7分間、焼き色がつくまで焼く。
2. 豆腐は水きりをして、横半分に切る。トマトは輪切りにする。マスタードソースの材料をすべて混ぜ合わせ、ソースを作る。
3. 豆腐、レタス、トマト、1のパテの順に重ねて器に盛り、ソースをかけていただく。

Point パテはたくさん作って、冷凍しておくと便利です。ヘルシーおつまみとしても好評です。

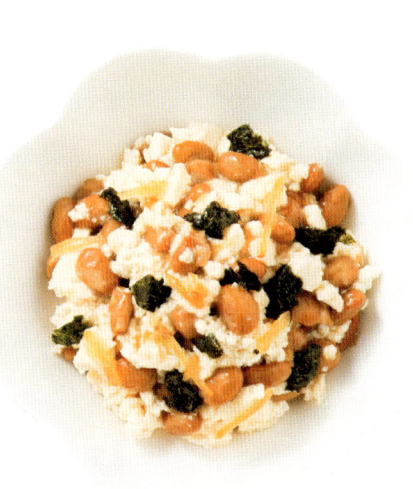

おもわずクセになる味！
豆腐と納豆の和え物

材料（2人分）

木綿豆腐1/4丁　納豆小1パック（50g）　ごま油小さじ2　ゆず茶小さじ2　塩少々　韓国のり適量
※写真は2人分です。

作り方

1. 豆腐は水きりをして、ボウルに入れてつぶす。
2. 納豆、ごま油、ゆず茶、塩を加え、サックリと混ぜ合わせる。器に盛って、ちぎったのりを散らす。

デトックス＆ダイエットの強い味方！
こんにゃく炒め

材料（4人分）

こんにゃく（あく抜き）1枚（250g）　生とうがらし（青）1本　しょうゆ大さじ1　ごま油小さじ2　白炒りごま少々
※写真は2人分です。

作り方

1. こんにゃくは 2cm角に切る。生とうがらしは輪切りにする。
2. 鍋にこんにゃくを入れて、から炒りする。表面に水分がなくなったら、ごま油、生とうがらしを入れて炒める。
3. しょうゆを加え、水分がなくなるまで炒める。器に盛り、ごまを散らす。

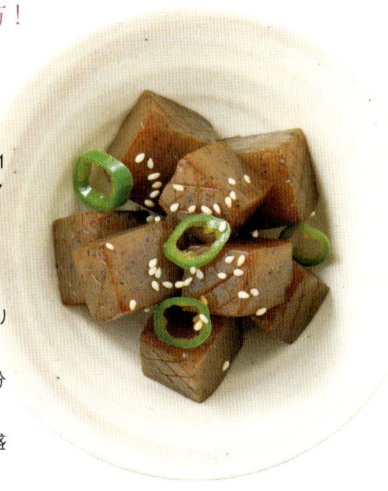

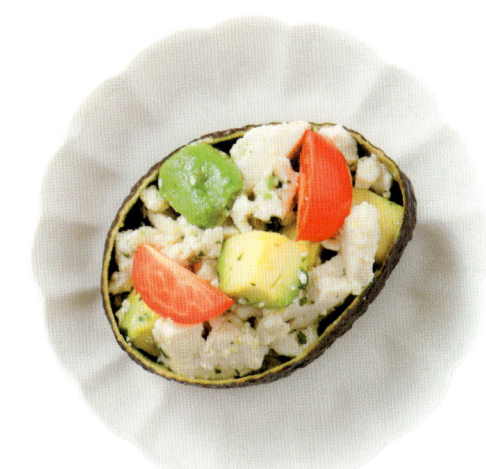

森のバターで、アンチエイジング
豆腐とアボカドの和え物

材料（2人分）

木綿豆腐 1/4丁　アボカド1個　ミニトマト5個　オリーブオイル大さじ3　刻みパセリ適量　塩少々

作り方

1. 豆腐は水きりし、粗めにつぶす。アボカドは種を取り、食べやすい大きさに切る。トマトは縦4つに切る。
2. ボウルに1を入れ、オリーブオイル、パセリを加えて和える。塩で味をととのえる。

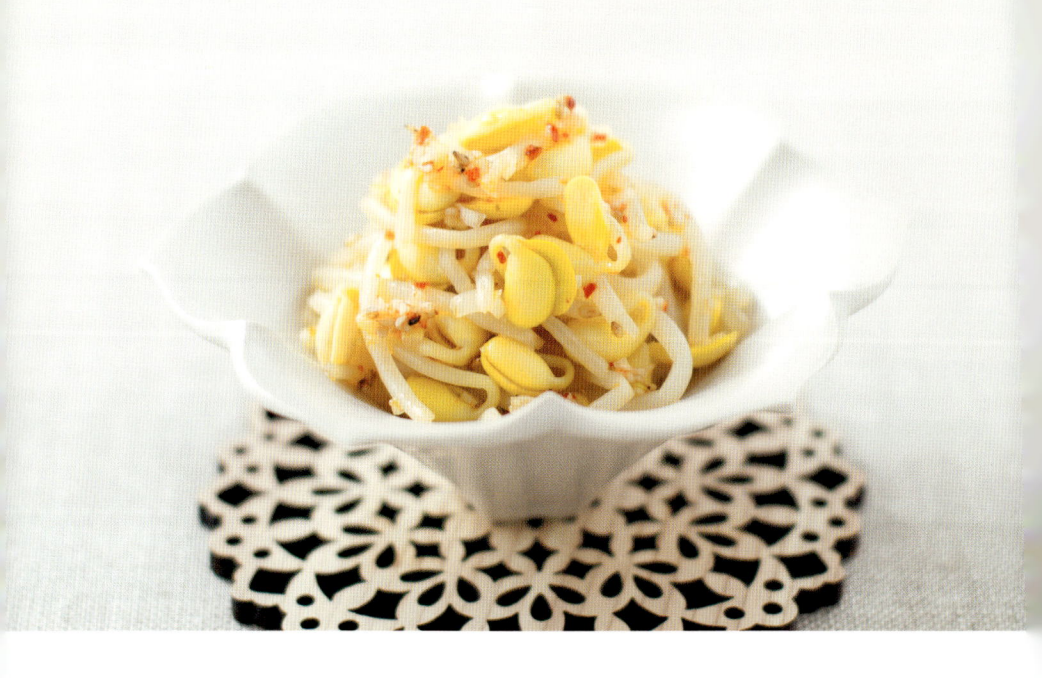

ご飯のお供にも、おつまみにも！ 常備菜の大定番
もやしのピリ辛ナムル

材料（4人分）
豆もやし ……120g

たれ
- 長ねぎ（みじん切り）……大さじ1
- にんにく（みじん切り）……小さじ1
- 粉とうがらし ……小さじ1/2
- 黒ごま ……小さじ1
- ごま油 ……少々
- 塩 ……少々

作り方
1. 豆もやしは塩ゆでし、水気を絞る。
2. ボウルにたれの材料を入れ、混ぜ合わせる。1の豆もやしを入れ、和えて味をなじませる。

Point 常備菜として何種類か作っておくと便利なナムル。なかでもこのピリ辛ナムルは、ご飯のおかずにも、おつまみにもGOOD！ ダイエットに最適です。

同じたれで、キャベツやちんげん菜のナムルも!
ほうれん草のナムル

材料（4人分）
ほうれん草1束（200g）　たれ〔長ねぎ（みじん切り）大さじ1　にんにく（みじん切り）小さじ1　しょうゆ小さじ1　ごま油小さじ1/2　黒ごま少々　塩少々〕

作り方
1. ほうれん草はゆで、冷水にさらして色どめをする。水気を絞って、食べやすい大きさに切る。
2. ボウルにたれの材料を入れて混ぜ合わせ、1のほうれん草を入れて和える。

みそ味が決め手!
白菜のナムル

材料（4人分）
白菜1/5株（400g）　たれ〔みそ小さじ1　しょうゆ小さじ1　にんにく（みじん切り）小さじ1/2　長ねぎ（みじん切り）大さじ1/2　ごま油小さじ1/2　ごま塩小さじ1/2〕

作り方
1. 白菜はゆでて水気を絞り、食べやすい大きさに切る。
2. ボウルにたれの材料を入れて混ぜ合わせ、1の白菜を入れて和える。

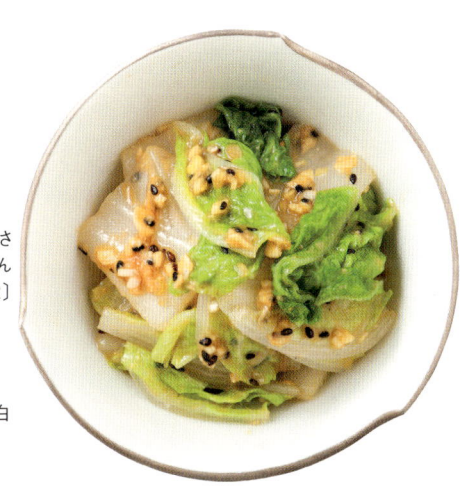

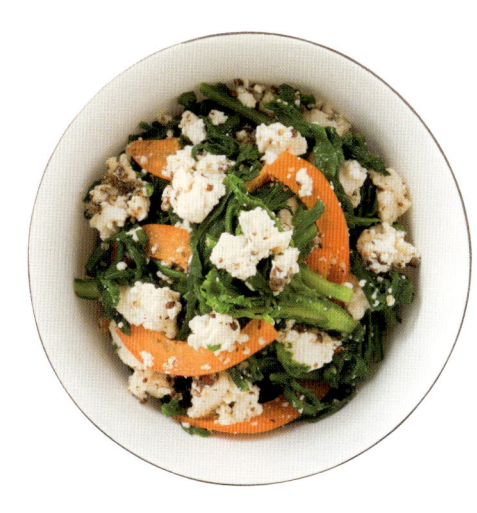

えごま独特の風味が食欲をそそる
豆腐と春菊のナムル

材料（4人分）
絹ごし豆腐1/2丁（100g）　春菊1束（150g）　パプリカ（オレンジ）1/4個　たれ〔にんにく（みじん切り）小さじ1/2　えごま粉（またはすりごま）大さじ1　えごま油（またはごま油）小さじ1　塩少々〕

作り方
1. 豆腐は水きりし、粗めにつぶす。春菊は茎の部分を落とし、サッとゆでて水気を絞り、食べやすい大きさに切る。パプリカは食べやすい大きさに薄く切る。
2. ボウルにたれの材料を入れて混ぜ合わせ、1を入れて和え、しばらく置いて味をなじませる。

Rice 11 ライス

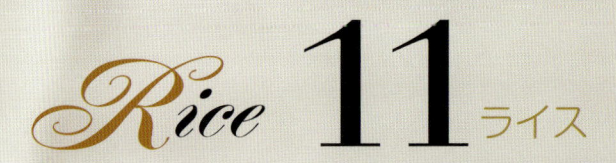

ここで紹介するご飯は、混ぜご飯や炊き込みご飯など、しっかり味つけされたものがメインです。
ボリュームがあるため、このほかに汁物やサラダを用意すれば、朝食の定食にもなります。
たくさん作っておいて、おむすびなどにして、
お腹がすいたときの間食として食べるのもおすすめです。
ただし、遅い時間の炭水化物は体脂肪がつきやすくなるため、夕食では控えるようにしましょう。
私の場合、ご飯を食べるのは午後4時をタイムリミットにしています。
私が1日に食べるご飯の総量は、パンやパスタなど、
他種の炭水化物を食べない場合のマックスで、小さめのお茶碗に2杯程度です。

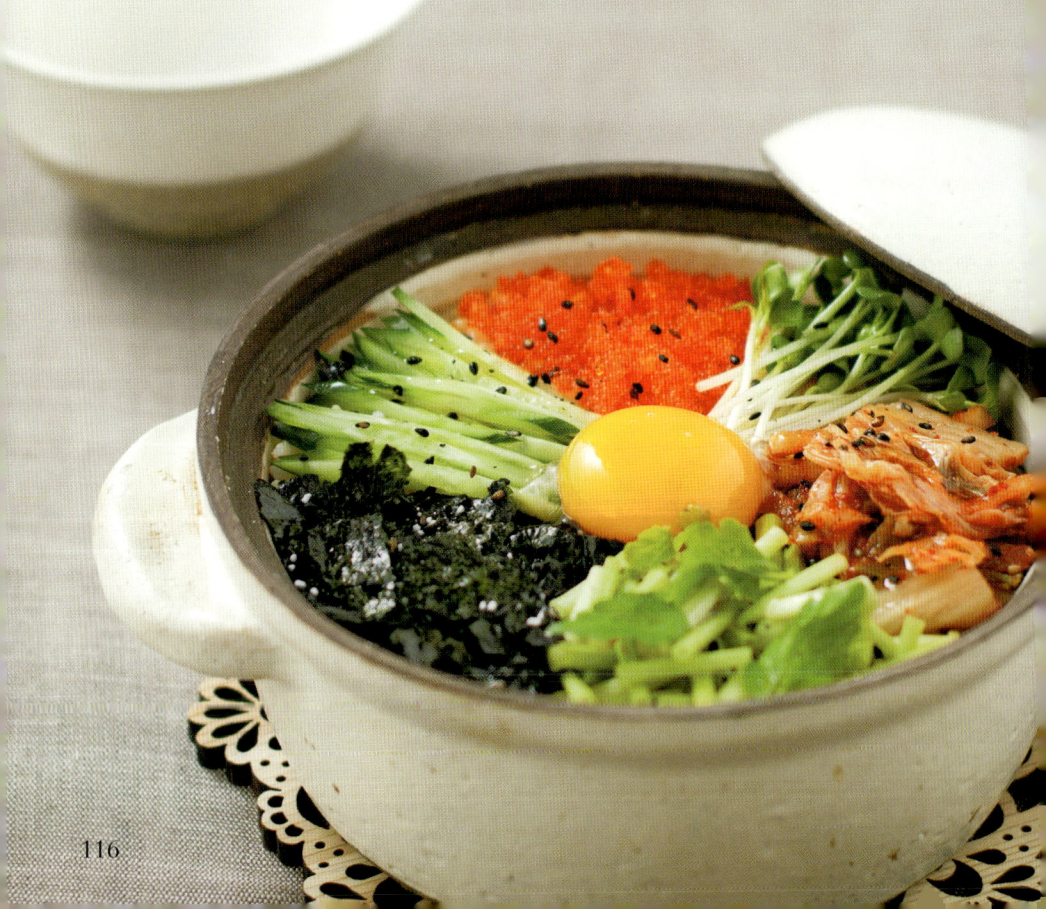

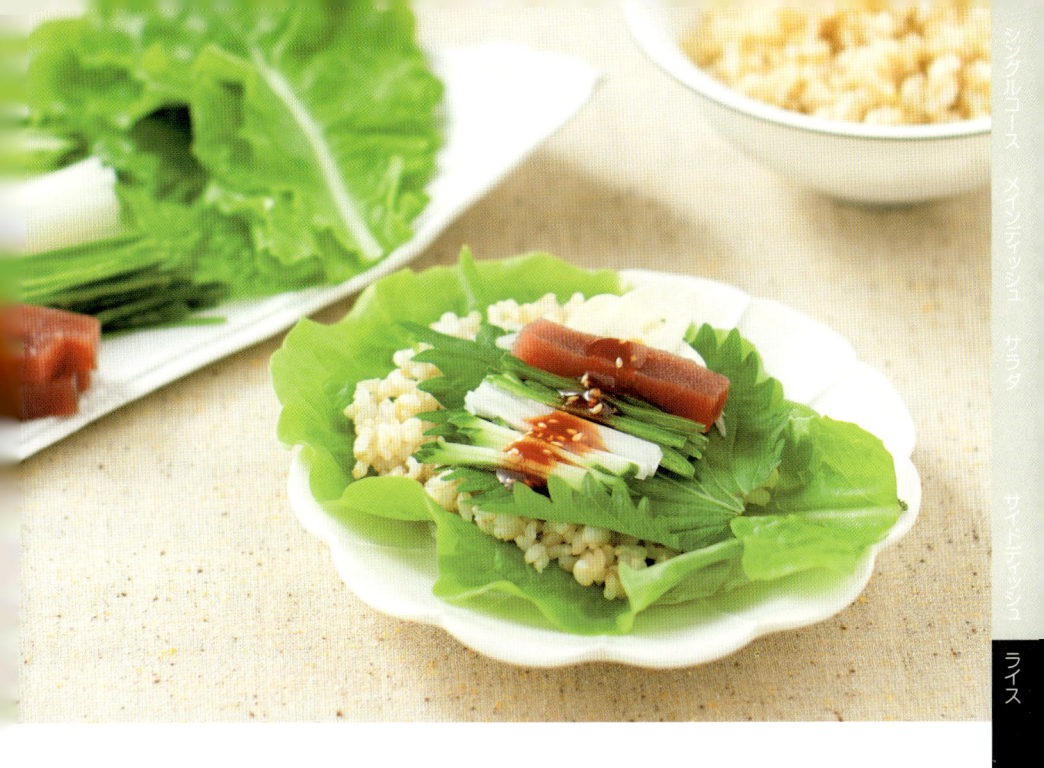

えごま葉の風味が絶妙なアクセントに！
まぐろのサンチュ巻き

材料（2人分）

基本の玄米ご飯（P.123参照）
　……1杯分
まぐろの刺身 ……100g
サンチュ ……4枚
えごまの葉 ……4枚
きゅうり ……適量
大根 ……適量
生とうがらし（青）……適量

たれ
| コチュジャン ……1/2カップ
| 酢 ……大さじ2
| オリゴ糖 ……大さじ1と1/2
| 白炒りごま ……大さじ1
| にんにく（みじん切り）
|　……大さじ1/2

水 ……大さじ1
ごま油 ……大さじ1
酒 ……大さじ1

作り方

1. まぐろは5mm厚さに切る。
   きゅうり、大根は細切りに、生とうがらしはせん切りにする。
2. ボウルにたれの材料を入れて混ぜ合わせ、たれを作る。
3. サンチュに基本の玄米ご飯、えごまの葉、きゅうり、大根、生とうがらし、まぐろをのせ、たれをかけていただく。

Point 少量のご飯でも満足、満腹になれるうれしいメニューです。野菜は、他にも大葉や万能ねぎなどが合いますよ。

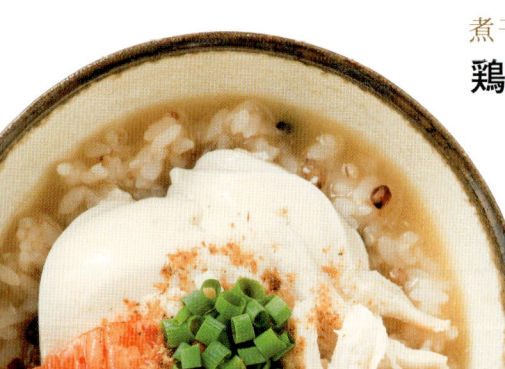

煮干しのだしが、効いています！
鶏肉とキムチのかけ汁ご飯

材料（2人分）

鶏むね肉100g　絹ごし豆腐1/2丁　雑穀黒豆ご飯（P.123参照）1杯分　白菜キムチ50g　万能ねぎ（小口切り）適量　すりごま少々　かつおぶし少々　ゆで汁〔水適量　長ねぎ（青い部分）適量　にんにく1片　酒大さじ2〕　かけ汁〔だし汁（煮干し）3と1/2カップ　みそ適量〕

作り方

1. 鶏肉はゆで汁に入れてゆで、筋に沿ってさく。キムチは食べやすい大きさに切り、豆腐も食べやすい大きさに切る。
2. 鍋にかけ汁の材料を入れて混ぜ合わせ、豆腐を入れて煮る。
3. 器にご飯、鶏肉、キムチを盛り、2の豆腐入りかけ汁を注ぐ。万能ねぎ、ごま、かつおぶしを散らす。

ごぼうをご飯に混ぜ込んでもおいしい！
たっぷりごぼうの玄米ご飯

材料（2人分）

基本の玄米ご飯（P.123参照）1と1/2杯分　ごぼう1/2本　にんじん小1/4本（30g）　長ねぎ15cm　ごま油少々　万能ねぎ（小口切り）適量　たれ〔だし汁（昆布）大さじ3　しょうゆ小さじ2　しょうが（すりおろし）少々〕

作り方

1. ごぼうはささがきに、にんじんはせん切りにする。長ねぎは斜め薄切りにする。たれの材料を混ぜ合わせてたれを作る。
2. フライパンにごま油をひき、ごぼう、にんじんを炒める。油が回ったらたれ、長ねぎを入れて煮つめる。
3. 器に玄米ご飯を盛り、2をのせ、万能ねぎを散らしていただく。

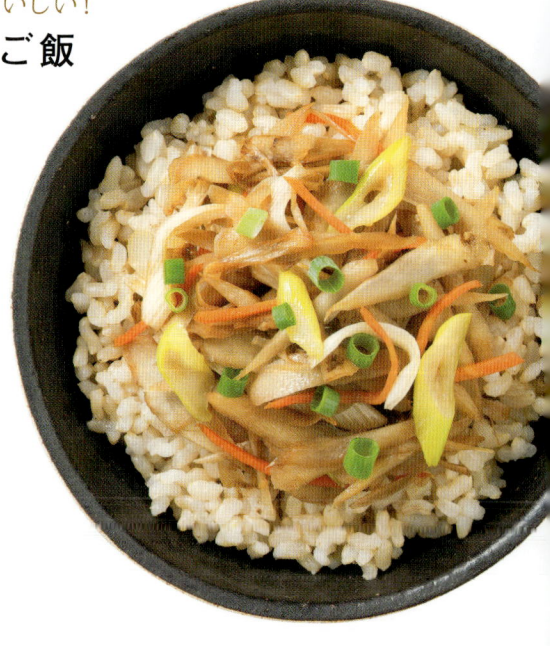

かぼちゃのほのかな甘みと、ピリ辛だれの組み合わせ
きのこのスタミナ玄米ご飯

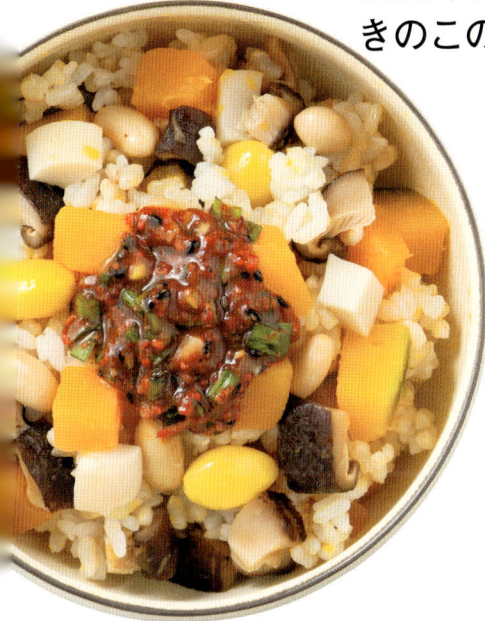

材料（4人分）
発芽玄米2カップ（炊飯器用カップ）　干ししいたけ（戻す）2個　エリンギ2本　かぼちゃ1/2個（200g）　ぎんなん（水煮）10粒　大豆（水煮）大さじ2　たれ〔しょうゆ大さじ5　韓国梅エキス（または梅酒）大さじ2　粉とうがらし大さじ2　にら（みじん切り）大さじ1　長ねぎ（みじん切り）大さじ1　すりごま大さじ1　ごま油大さじ1〕

作り方
1. 発芽玄米は30分ほど水につけ、ざるに上げて水気をきる。干ししいたけ、エリンギ、かぼちゃは大きさをそろえて、角切りにする。
2. 炊飯器に1、ぎんなん、大豆を入れて、目盛りどおりに水加減をして普通に炊く。ボウルにたれの材料を入れて混ぜ合わせ、たれを作る。
3. ご飯が炊き上がったらよく混ぜて器に盛り、たれは味を見ながら適量をかけていただく。

Point このたれは、肉や魚にかけてもおいしい万能選手!

チョン・ダヨン風、ヘルシー卵どん！
和風ツナどんぶり

材料（2人分）
基本の玄米ご飯（P.123参照）1と1/2杯分　ツナ缶（ノンオイル）1缶　きのこ（えのきだけ、しいたけ、しめじなど好みのもの）100g　玉ねぎ1/4個　卵2個　めんつゆ（ストレート）1/4カップ　かつおぶし適量　万能ねぎ（小口切り）適量

作り方
1. きのこは食べやすい大きさに切る。玉ねぎは薄切りにする。
2. 鍋にめんつゆと水50㎖（分量外）を入れ、煮立ったら玉ねぎ、きのこを入れて煮る。火が通ったらツナを入れる。卵を溶き入れ、半熟になったら火を止める。
3. 器に玄米ご飯を盛って2をのせ、かつおぶしと万能ねぎを散らす。

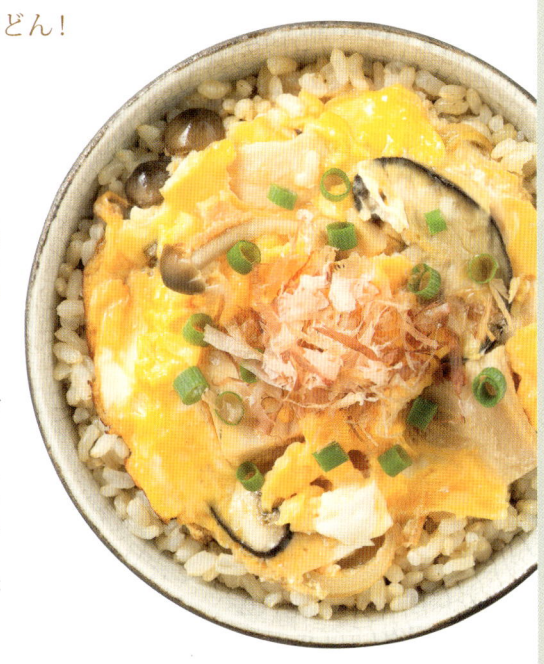

石焼きビビンバ鍋か土鍋を使って！
キムチとびっこご飯

材料（2人分）
基本の玄米ご飯（P.123参照）1と1/2杯分
ごま油大さじ少々　竹塩（または塩）少々　とびっこ大さじ3　白菜キムチ60g　せり適量
きゅうり1/2本　かいわれ菜少々　卵黄1個分　韓国のり適量　黒ごま少々

作り方
1. キムチは食べやすい大きさに切る。せりは細かく切る。きゅうりはせん切りに、かいわれ菜は根元を切り落とす。
2. 玄米ご飯にごま油、竹塩を混ぜ、ビビンバ用石鍋または土鍋に入れる。キムチ、とびっこ、きゅうり、せり、かいわれ菜、のり、卵黄をのせ、黒ごまを散らす（P.116参照）。
3. 石鍋が熱くなるまで火にかける。全体を混ぜ合わせていただく。

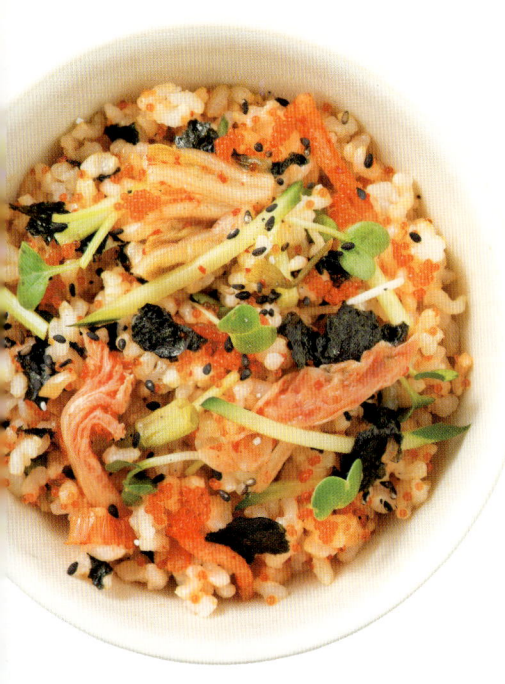

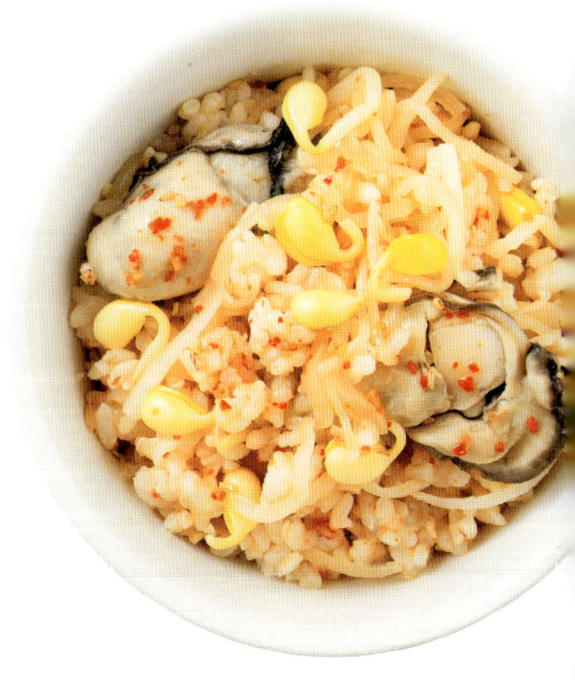

美肌効果抜群の炊き込みご飯
大根カキご飯

材料（4人分）
発芽玄米2カップ（炊飯器用カップ）　豆もやし1/2袋（100g）　大根1/4本　カキ（加熱用むき身）150g　たれ（作りやすい分量）〔しょうゆ大さじ3　すりごま大さじ1　ごま油大さじ1/2　万能ねぎ（みじん切り）大さじ1　粉とうがらし小さじ1　にんにく（みじん切り）小さじ1〕

作り方
1. 発芽玄米は30分ほど水に浸し、ざるに上げて水をきる。
2. 大根は5cm長さのせん切りにする。カキは洗って水気をきる（大ぶりなカキの場合は、ひと口大に切る）。
3. 発芽玄米は炊飯器で、目盛りどおりに水加減をして普通に炊く。ご飯が炊けたら2、豆もやしをのせ、余熱で蒸らす。
4. ボウルにたれの材料を入れて混ぜ合わせ、3にたれを1/2量ほど入れて、全体をさっくり混ぜ合わせる。たれの量は味を見ながら加減する。

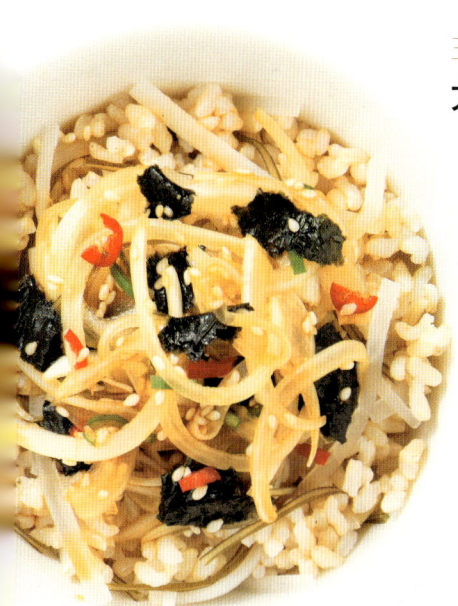

玉ねぎのシャキシャキ感が絶妙!
大根ご飯

材料（4人分）

発芽玄米1と1/2カップ（炊飯器用カップ）　大根（太めのせん切り）1/4本分　だし昆布（10cm角）1枚　焼のり全形1枚　たれ〔玉ねぎ大1/2個　生とうがらし（赤・青）各1/2本　しょうゆ大さじ2　すりごま大さじ2〕

作り方

1. 発芽玄米は30分ほど水に浸し、ざるに上げて水をきる。たれの材料の玉ねぎは薄切り、生とうがらしは、種を取って小口切りにする。
2. 炊飯器に発芽玄米、大根、昆布を入れ、目盛りどおりに水加減をして普通に炊く。ボウルにたれの材料をすべて混ぜ合わせ、たれを作る。
3. 2の炊飯器から昆布を取り出して細切りにし、炊飯器に戻し、ご飯とたれをさっくり混ぜ合わせる（混ぜるたれの量は味を見ながら加減する）。のりを散らしていただく。

発芽玄米の代わりに、そば米で炊いてもおいしい
さつまいも薬膳ご飯

材料（4人分）

発芽玄米2カップ（炊飯器用カップ）　さつまいも中1本　ぎんなん10粒　松の実少々　クコの実少々　黒ごま大さじ1

作り方

1. 発芽玄米は30分ほど水に浸し、ざるに上げて水をきる。
2. さつまいもは皮つきのままサイコロ状に切る。ぎんなんは皮をむき、オリーブオイルで炒める。
3. 炊飯器に発芽玄米、さつまいも、ぎんなん、松の実、クコの実を入れ、目盛りどおりに水加減をして普通に炊く。ごまを入れて蒸らす。

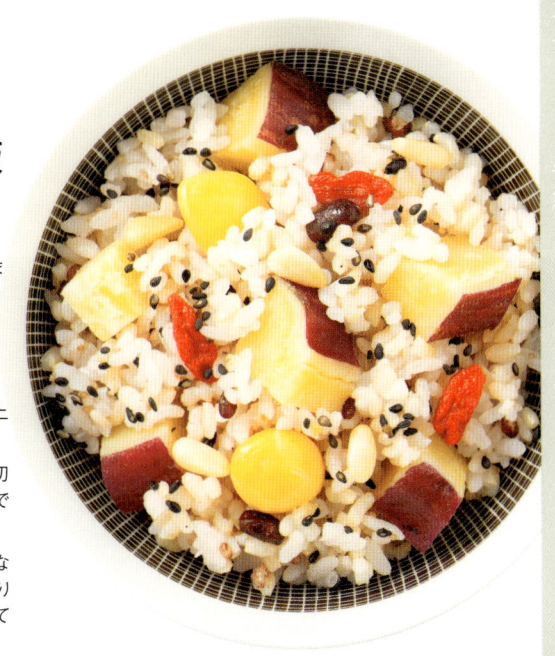

基本のご飯

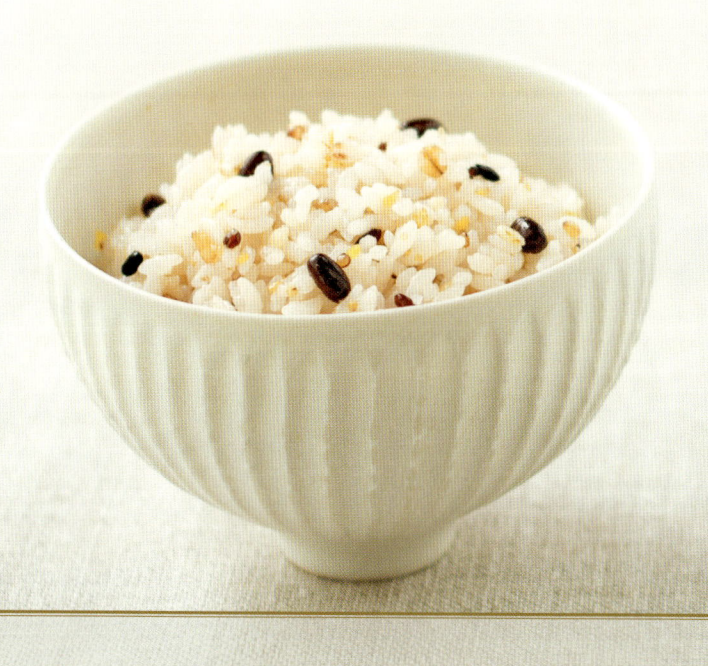

血糖値の急上昇を抑えるためにも、主食は、未精製のものを選びましょう！

わが家の主食は、基本的には精製されているものを避けています。
パン、パスタはできるだけ全粒粉のものを選ぶように。
100％全粒粉のパンはなかなか見つからないので、できるだけパーセンテージが高く口に合うものを探します。ライ麦や雑穀入りパンもよく食べますね。
一番多く口にするご飯は、玄米100％のときもあるし、
玄米にいろいろな雑穀を混ぜていただくことも。発芽玄米や胚芽米も利用します。
この他にも、時間がないときサッと煮るだけでいただけるオートミールも
わが家ではよく登場する主食のひとつ。
オートミールとはオーツ麦を加熱してひき割りにしたもので、精製されていませんし、
食物繊維もとても豊富です。欧米ではオートミールは牛乳で煮ることが多いようですが、
私はお米の代わりに使うため水で煮ています。手軽にできるお粥として重宝しますよ！

血中コレステロールを下げる繊維質が豊富
基本の玄米ご飯

材料（作りやすい分量）

玄米 ……1カップ
雑穀 ……1カップ
麦 ……1カップ
※炊飯器用のカップを使用。

作り方

1. 玄米、雑穀、麦を混ぜて軽く洗い、たっぷりの水（分量外）に入れて3時間ほど置き、水を十分に吸わせる。
2. ざるに上げて水気をきる。炊飯器に入れ玄米モードで、目盛りどおりに水加減をして炊く。

Point 玄米、雑穀、麦の割合は1:1:1で！

黒豆効果で血糖値上昇を緩やかに
雑穀黒豆ご飯

材料（作りやすい分量）

米 ……2カップ
玄米 ……1/2カップ
麦 ……1カップ
黒豆 ……1/4カップ
※炊飯器用のカップを使用。

作り方

1. 玄米、麦は洗って3時間ほど水につけ、ざるに上げて水気をきる。
2. 黒豆はゴミを取って洗い、一晩水につけ、ざるに上げて水気をきる。
3. 米は洗って30分ほど水につけ、ざるに上げて水気をきる。
4. 炊飯器に材料をすべて入れ、玄米モードで、目盛りどおりに水加減をして炊く。

私の場合、白米オンリーでいただくことはほとんどありませんが、
豆のおいしい旬の季節などは、新豆のおいしさを堪能するために、
豆（グリーンピース）ご飯などを白米で作ることもあります。季節のお楽しみですね。
よく作る炊き込みご飯や混ぜご飯なども、今回はレシピでいろいろな
バリエーションを紹介していますが、やはり白米ではなく、
白米と同じように炊けておいしくいただける発芽玄米を利用します。
そもそも主食に白米を避けるようになったのは、義母が糖尿病を患い、
食養生をするためでした。家族5人がそれぞれ違うメニューで暮らしていてはさすがに大変！
ですからわが家では、量の違いはありますが、基本は家族全員が同じメニューをいただきます。
義母の健康、私のダイエット、そして夫、子供たちの好みや栄養を考えて、
おいしくいただきながら健康になれる主食をいろいろと模索しました。
そんななか、わが家の基本主食となったのは"基本の玄米ご飯"と"雑穀黒豆ご飯"です。
雑穀黒豆ご飯は「玄米と雑穀だけではパサパサして食べにくい」という白米好きの
義母の血糖値を上げないためにブレンド比率を考案したものです。
2つのレシピを、上でご紹介しています。ぜひ参考になさってくださいね。

$Soup$ 8 スープ

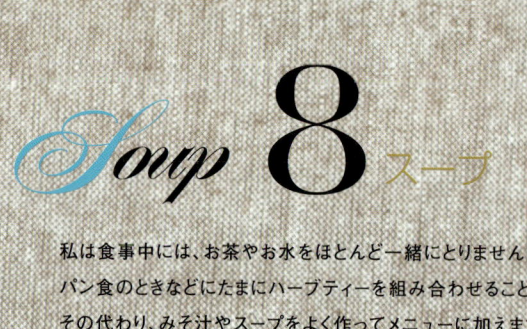

私は食事中には、お茶やお水をほとんど一緒にとりません。
パン食のときなどにたまにハーブティーを組み合わせることがあるくらいです。
その代わり、みそ汁やスープをよく作ってメニューに加えます。
私が作るみそ汁やスープは、野菜がたっぷり入っているのが特徴です。
熱に弱いビタミンと違い、ミネラルは熱で変性しないため、
野菜に含まれるミネラルがスープだとあますことなくいただけるのがいいですね。
それにスープ類は、ゆっくり食べることでお腹にたまって満腹感も得られるため、
ダイエットの頼もしい味方となってくれます。

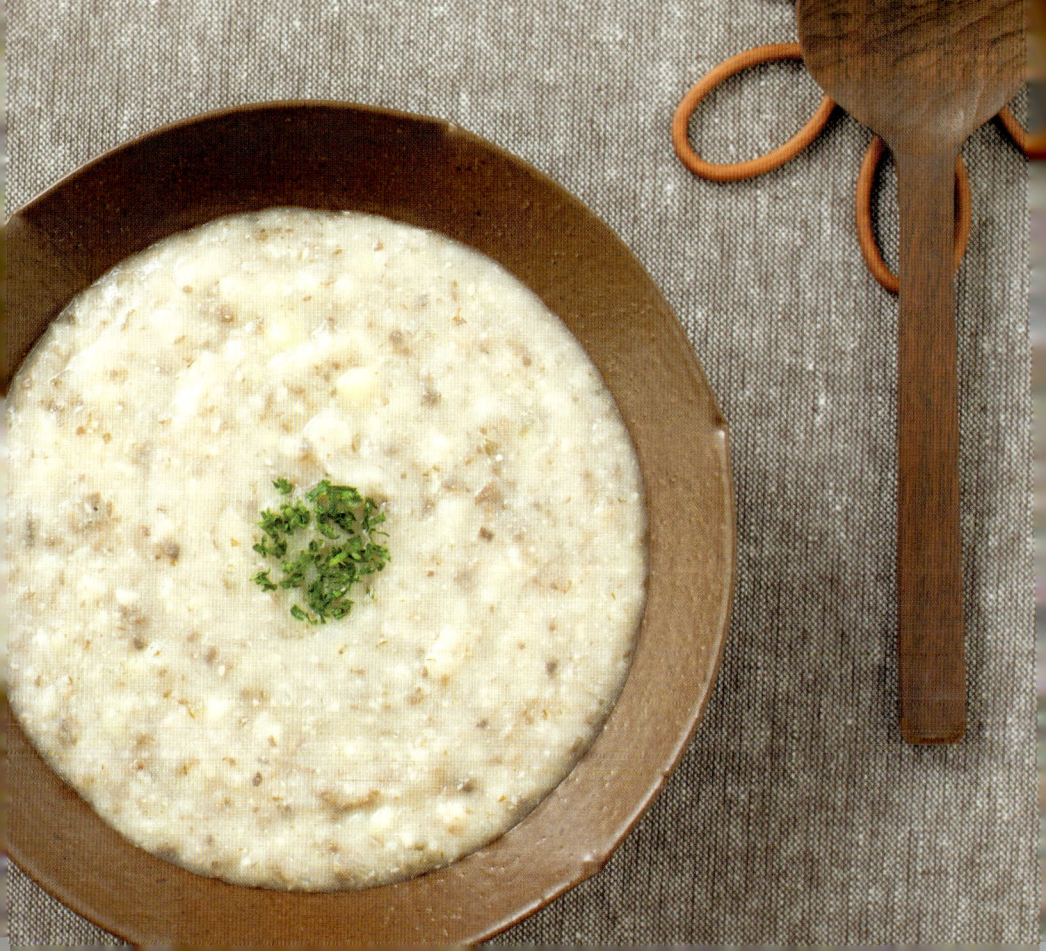

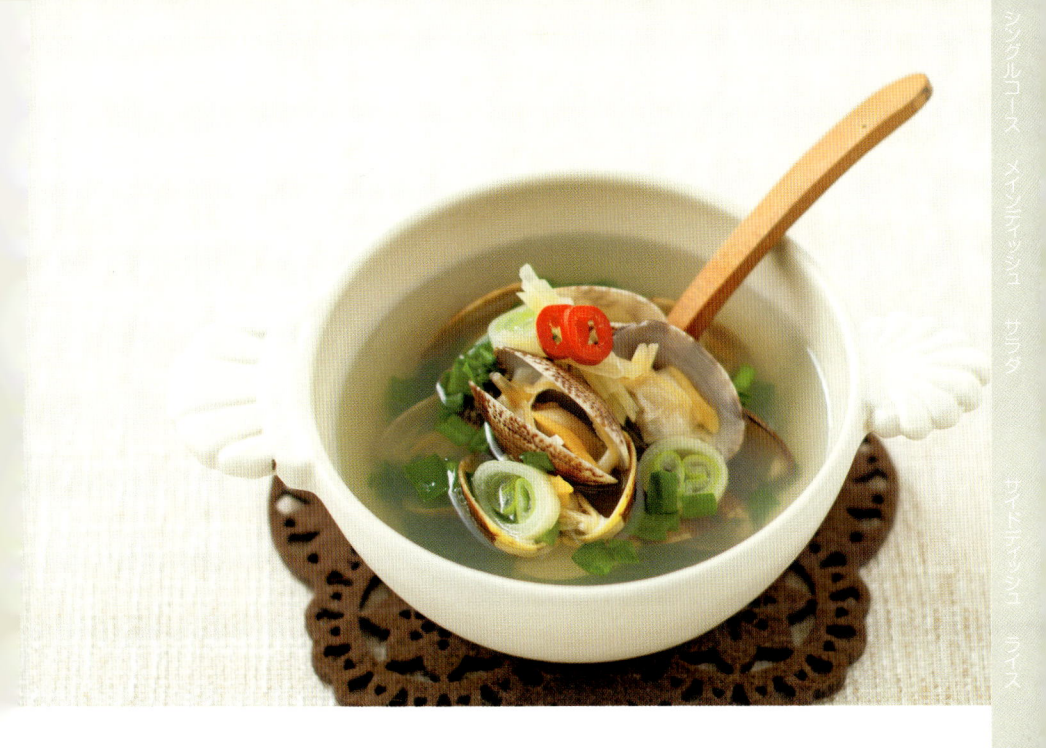

あっさりなのに、滋味深い味わい
あさりとにらのスープ

材料（2人分）

あさり ……1パック（150g）　生とうがらし（赤）……1本
にら ……1/3束（30g）　にんにく ……2片
長ねぎ ……1/4本　しょうが ……1かけ
昆布（5cm角）……1枚　塩 ……少々

作り方

1. あさりは砂抜きをする。にらはみじん切り、長ねぎは小口切りにする。生とうがらしは種を取って輪切りに、にんにく、しょうがはせん切りにする。
2. 鍋にあさりと昆布を入れ、水3カップ（分量外）を注いで火にかける。沸騰してあさりの口が開いたら昆布を取り除き、にんにく、しょうが、長ねぎ、生とうがらしを入れて火を通す。
3. 食べる直前ににらを入れてサッと火を通し、塩で味をととのえる。

Point あさりからいいだしが出るので、塩はほんのちょっぴりが◎！

寒くなってくると食べたくなる、ほっこりやさしい味
ゴロゴロ根菜のえごま風味シチュー

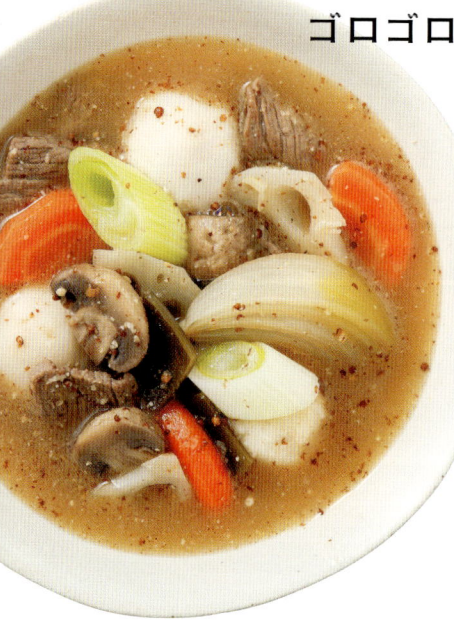

材料（4人分）

牛肉（カレー、シチュー用）200g　里いも5個（200g）　にんじん1/2本　れんこん1/3節（60g）　玉ねぎ1/4個　マッシュルーム10個（100g）　長ねぎ1/2本　にんにく（みじん切り）大さじ1　えごま油少々　野菜スープ（かぶ、昆布、しいたけ、玉ねぎを水に入れて煮込んだもの）3カップ　合わせ調味料〔すりえごま1/2カップ　しょうゆ大さじ2　はちみつ大さじ1　水あめ大さじ2〕

※野菜スープがない場合は、煮干しのだし汁でもよい。

作り方

1. 里いもはひと口大に切って下ゆでをする。にんじん、れんこん、玉ねぎ、マッシュルームはひと口大の乱切りに、長ねぎは小口切りにする。牛肉はひと口大に切る。
2. 鍋にえごま油をひいてにんにくを炒め、香りが立ってきたら、牛肉、里いも、にんじん、れんこん、玉ねぎ、マッシュルームを入れてさらに炒める。
3. 2の鍋に野菜スープと合わせ調味料を入れ、煮込む。具材に火が通ったら長ねぎを入れ、サッと煮て火を止める。

韓国の家庭では、
干したらは常備乾物のひとつ
干したらのスープ

材料（4人分）

干したら20g　大根小1/4本（70g）　豆もやし1/2袋（100g）　長ねぎ1/2本　木綿豆腐1/5丁（40g）　卵1個　ごま油大さじ1　たれ〔しょうゆ大さじ1　にんにく（すりおろし）小さじ1/2　塩、こしょう各少々〕

作り方

1. 干したらは食べやすい大きさにさき、水で戻して水気をきる。大根は短冊切りに、長ねぎはみじん切りにする。豆腐はひと口大に切る。
2. 熱した鍋にごま油をひき、たらと大根を炒める。水3カップ（分量外）、豆もやし、長ねぎ、豆腐を入れて煮込む。
3. 材料に火が通ったらたれを入れ、溶いた卵を流し入れる。

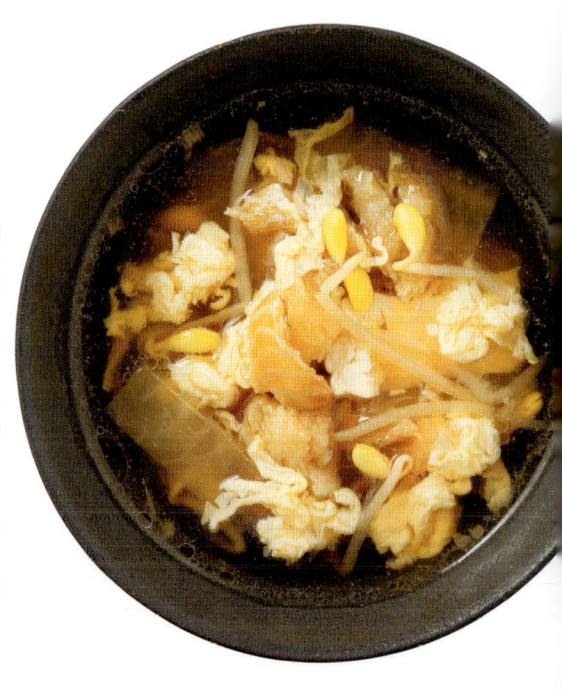

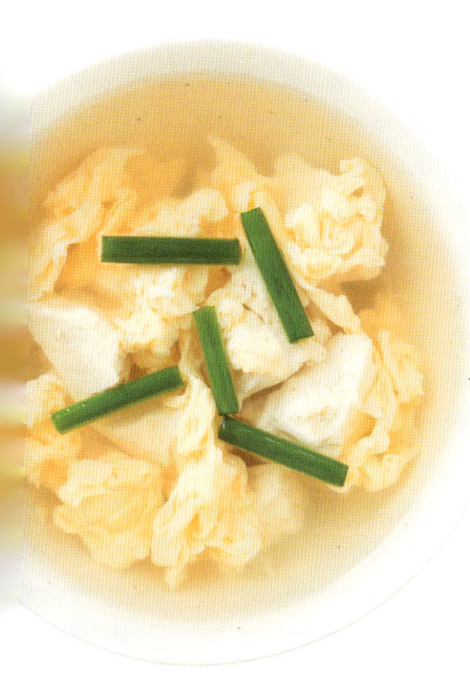

薄味なので、味つきご飯にもぴったり
卵と豆腐のスープ

材料（4人分）
卵1個　木綿豆腐1丁（200g）　万能ねぎ1束　だし汁（煮干し20匹くらいからとったもの）5カップ　にんにく（みじん切り）小さじ1/3　塩、こしょう各少々

作り方
1. 万能ねぎは3cmほどの長さに切る。だし汁を煮立て、豆腐をスプーンですくいながら入れて煮込む。
2. 溶いた卵を流し入れ、にんにく、塩、こしょうで調味する。器に盛り、万能ねぎを散らす。

これだけを間食でいただくことも
マッシュルームとカリフラワーの
つぶつぶポタージュ

材料（2人分）
マッシュルーム5個（50g）　カリフラワー1/6株（50g）　玉ねぎ1/4個（40g）　玄米粉大さじ3　生カシューナッツ15g　大豆（水煮）15g　オリーブオイル少々　パセリ（みじん切り）適量　塩、こしょう各少々　野菜スープ（かぶ、昆布、しいたけ、玉ねぎ、長ねぎを水に入れて煮込んだもの）1カップ

※野菜スープがない場合は、スープストック（無塩）でもよい。

作り方
1. カシューナッツ、大豆、玄米粉、野菜スープをミキサーにかける。
2. マッシュルーム、カリフラワー、玉ねぎはみじん切りにし、鍋にオリーブオイルを入れ、炒める。1を加えて煮込み、塩、こしょうで調味する。
3. 器に盛り、パセリを散らしていただく。

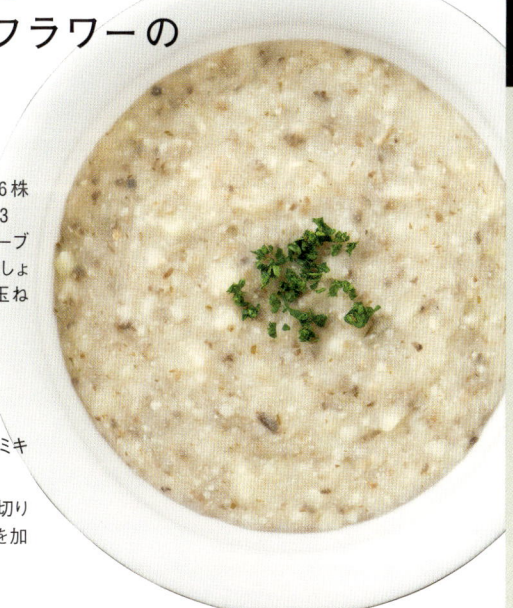

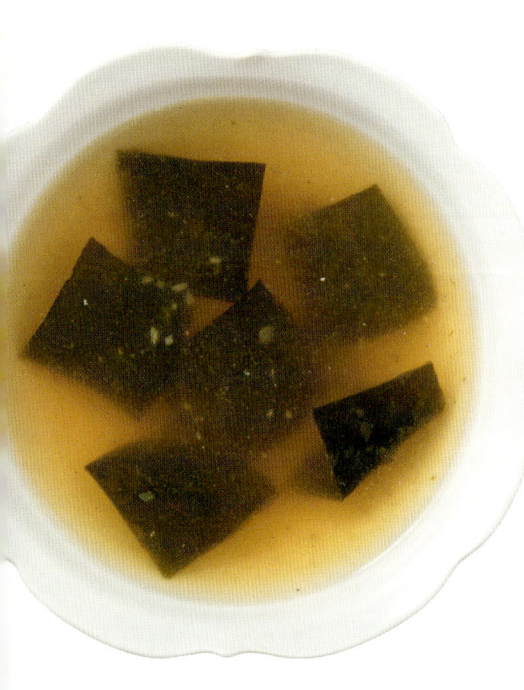

緩んできたかな？と思ったら
このスープの登場！
わかめスープ

材料（4人分）
生わかめ（塩蔵）70g　煮干し8匹　しょうゆ少々
にんにく（みじん切り）少々　ごま油小さじ1　塩少々

作り方
1. 生わかめは水につけて塩抜きし、食べやすい大きさに切る。煮干しは頭と内臓を取り除き、細かく刻む（フードプロセッサーにかけてもよい）。
2. 鍋にごま油を入れて熱し、**1**を炒める。水2カップ（分量外）、しょうゆ、にんにくを加えて煮る。塩で味をととのえる。

Point 食物繊維やミネラルが豊富なわかめは優秀なデトックス食材。味つけは、できるだけ薄味に！

大根とカキのおいしいだしでほっこり
大根とカキのスープ

材料（2人分）
大根1/4本　カキ70g（加熱用むき身）　長ねぎ少々　ごま油少々　塩少々

作り方
1. 大根はピーラーで薄切りにする。長ねぎは白髪ねぎにする。カキは洗って水気をふく。
2. 鍋にごま油をひき、大根をサッと炒め、カキと水3カップ（分量外）を加えて煮込む。
3. 火が通ったら塩で調味し、白髪ねぎを添えていただく。

Point 朝食によく作る、大好きなスープです。大根をかぶに代えてもおいしいですよ。

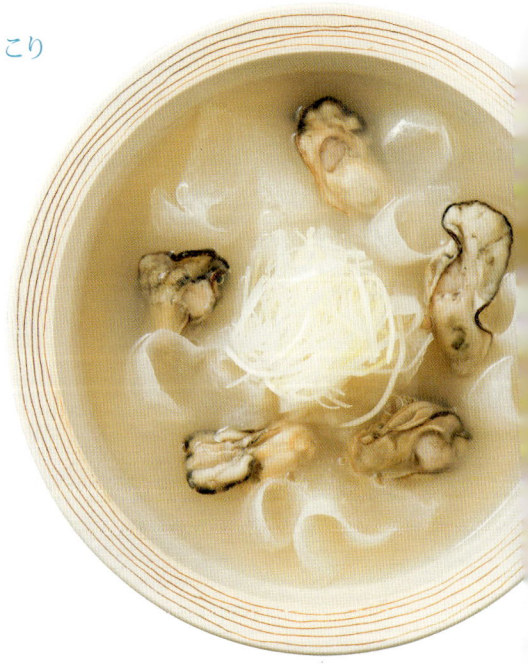

みそ汁

みそ汁はわが家でもよく登場する汁物です。
韓国のみそ汁は日本と違い、みそを入れてから煮込みますし、
塩やしょうゆをさらに加えることも多々あります。
多分みその塩分濃度が多少違うのだと思います。
日本のみそで調理する場合は、くれぐれも濃い味つけにならないように、
味を見ながら加減してください。

とうがらし＆にんにく効果で、内側からメラメラ燃焼！
モムチャン流ほうれん草のみそ汁

材料（4人分）
- ほうれん草 ……1束（200g）
- 長ねぎ ……1/4本
- みそ ……適量
- にんにく（薄切り）……2片
- 粉とうがらし ……少々
- 生とうがらし（赤）……適量
- しょうゆ ……少々
- 塩 ……少々

だし汁
- 煮干し（頭と内臓を取る）……20匹
- 昆布 ……1枚
- 米のとぎ汁 ……4カップ

作り方
1. だし汁の材料を鍋に入れ、火にかけてだしをとる。ほうれん草はゆでて水けを絞り、ひと口大に切る。
2. 1のだし汁に、ほうれん草、みそ、にんにく、粉とうがらしを入れ、軽く煮込む。
3. 味を見て、塩気が足りないようならしょうゆ、塩でととのえる。小口切りにした長ねぎと生とうがらしを添えていただく。

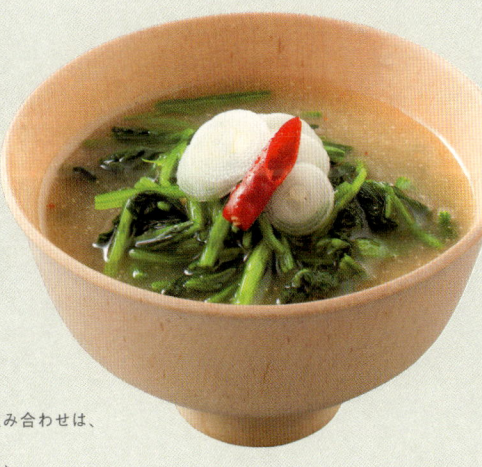

Point
みそ汁で、ほかに私が好きな具の組み合わせは、豆腐と長ねぎ（かつおだし）、もやしと油揚げ（昆布＋煮干しだし）、しめじと青ねぎ（かつおだし）、キャベツとにんじん（かつおだし）です。

Kimchi 7

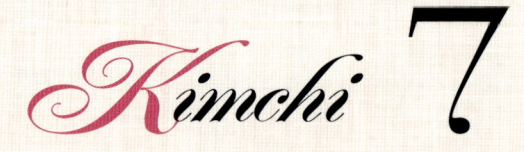

キムチ

キムチは韓国人の食生活において最も重要な食品のひとつ。
韓国では、野菜をとることが難しい寒い季節に野菜をしっかりとれるよう、
寒くなる前にそれぞれの家で自家製のキムチを作るのが習わしでした。
私が子供の頃、家族中が集まってキムチを漬ける「キムジャン」は
家庭の冬支度になくてはならない行事として思い出に残っています。
現在では韓国でも自家製キムチではなく市販のキムチを求める人も多くなりましたが、
やはり自家製キムチの味は自分好みに調整できるので格別です。
何より、ちゃんと発酵させたキムチには、食べる美容液と呼べるほど、
美容成分が豊富に含まれています。
ぜひトライしてみてくださいね。

※キムチのレシピは、基本的には材料はすべて「作りやすい分量」です。発酵食品なので日持ちしますし、発酵が進むと味の変化も楽しめるため、一度にある程度の量を作ります。
少なく作るときは野菜の分量に対して塩や塩辛などは多少、少なめにしてください。
※花塩は韓国産の苦みが少なくミネラル豊富な塩です。
※キムチ容器がなければ密閉容器を使ってください。

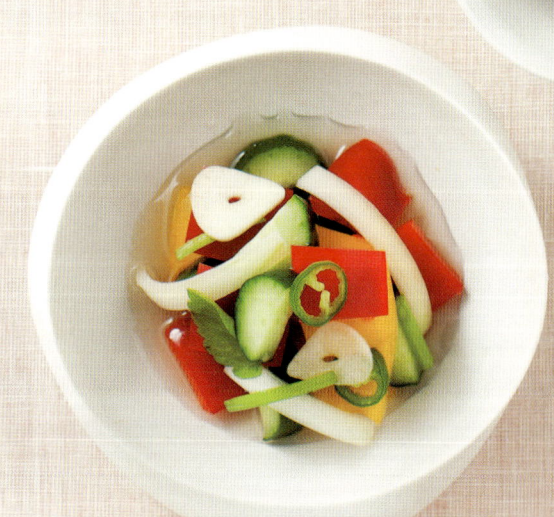

パプリカの水キムチ (P.130写真左)

材料
パプリカ(赤・黄) ……各2個
きゅうり ……2本
玉ねぎ ……1/2個　にんにく ……5片
せり ……1束　生とうがらし(青) ……3本

キムチ汁
水 ……2ℓ
小麦粉 ……大さじ2
塩 ……大さじ3
粉とうがらし ……大さじ2

作り方
1. キムチ汁を作る。水に塩、小麦粉を入れて沸騰させ、粉とうがらしを入れて冷ます。
2. パプリカは種を取って2cm角に、せりは3cm長さに切る。きゅうりは8mm厚さの半月切りにする。にんにくは薄切り、生とうがらしは薄い輪切りにする。玉ねぎは5mm厚さのくし切りにする。
3. 1の汁を裏ごしして塩(分量外)で味をととのえ、下ごしらえした野菜と混ぜ合わせ冷蔵庫で保存する。

きゅうりのカクテキ (P.130写真右)

材料
きゅうり ……8本
玉ねぎ ……2個
せり ……1/2束
花塩(または塩) ……1/2カップ

漬けだれ
粉とうがらし ……1/2カップ
玉ねぎ(すりおろし汁) ……1/2カップ
しょうが(みじん切り) ……小さじ1
にんにく(みじん切り) ……大さじ2
えびの塩辛 ……大さじ1
炒りごま ……少々

作り方
1. きゅうりは花塩(半量)でもんで水洗いをし、縦4等分にして種を取り除く。ひと口大に切り、花塩(半量)でしめてから水ですすぎ、水気をきる。せりは5cm長さに切り、玉ねぎはせん切りにする。
2. キムチ容器に漬けだれの材料を入れて混ぜ、1を加えて混ぜ合わせれば完成。すぐに食べてもおいしい。

水キムチ

材料
白菜 ……1/4個　わけねぎ ……1/3束
大根 ……1/4本　にんにく ……10片
きゅうり ……2本　しょうが ……1片
梨 ……1個　塩水 ……粗塩1/2カップ+水1カップ
せり ……1/2束　花塩(または塩) ……少々

とうがらし汁
粉とうがらし ……1/2カップ
水 ……4ℓ

作り方
1. 白菜は3cm角に切り、大根は4mm厚さの拍子木切りにする。塩水につけたあと、流水ですすいで水気をきる。きゅうりは4mm厚さの輪切りにし、梨は4mm厚さのいちょう切りにする。せり、わけねぎは4cm長さに切り、にんにく、しょうがは細切りにする。
2. とうがらし汁を作る。水2ℓを沸騰させて冷まし、粉とうがらしを入れて、できた汁に1の白菜と大根を入れ、とうがらしの色を移す。
3. 30分後に残りの水2ℓを加え、1の残りの材料を入れ、花塩で調味し、キムチ容器に入れて冷蔵庫で冷やす。味がなじむまで熟成させたものをいただく。

白菜キムチ

材料

白菜 ……4個
わけねぎ ……1/2束
せり ……1つかみ
大根 ……1/3本
花塩 ……1/2カップ

漬けだれ

粉とうがらし ……1/3カップ
にんにく(みじん切り) ……大さじ2
しょうが(みじん切り) ……大さじ1
えびの塩辛 ……大さじ1
煮干しの塩辛 ……1/3カップ

花塩(または塩) ……大さじ2
玉ねぎ(すりおろし汁) ……1/3カップ
りんご汁 ……1/3カップ
水溶き雑穀粉 ……1/3カップ
 (雑穀粉大さじ1＋水1/3カップ)

作り方

1. 白菜を半分に切り、花塩をふって40分ほど置いてから水洗いし、水気をきる。わけねぎとせりは3cm長さに切り、大根はせん切りにする。
2. キムチ容器に漬けだれの材料を入れて混ぜ、大根、せり、わけねぎを入れて混ぜ合わせる。白菜全体に漬けだれをしっかりからませ(葉と葉の間にも入れる)、容器に詰める。
3. 室温で半日置いてから冷蔵庫で味がなじむまで熟成させていただく。

きゅうりキムチ

材料

きゅうり ……8本
粗塩 ……1/2カップ

漬けだれ

にら(5cm幅に切る) ……1/2束分
粉とうがらし ……1/2カップ
煮干しの塩辛 ……1/4カップ
にんにく(みじん切り) ……大さじ1

しょうが(みじん切り) ……小さじ1/2
砂糖 ……大さじ1
花塩(または塩) ……少々

作り方

1. きゅうりは粗塩でもんで洗い、縦に3等分して十字に切り込みを入れる。
ボウルに粗塩1/2カップに水を少々(分量外)入れて混ぜる。
きゅうりを入れて40分ほど置いたら、洗って水気をきる。
2. 漬けだれの材料を混ぜ合わせ、きゅうりの切れ目に詰める。
キムチ容器に入れ、室温で1日ほど置き、3～4日程度熟成させる。

白キムチ

材料

白菜 ……中2個
粗塩 ……2カップ

漬けだれ

大根(せん切り) ……1/2個分
せり(5cm幅に切る) ……1/2束分
わけねぎ(5cm幅に切る) ……1/2束分
生とうがらし(赤・青)(せん切り)
 ……各4個分
にんにく(せん切り) ……10片分
しょうが(せん切り) ……1片分
えびの塩辛(みじん切り)
 ……大さじ3

かけだれ

花塩(または塩)
 ……1カップ
だし汁 ……20カップ
玉ねぎ(すりおろし汁)
 ……1/2カップ
梨(すりおろし汁)
 ……1/2カップ

作り方

1. 白菜は縦半分に割って粗塩をまぶし8時間ほど置き、ざるに上げて水気をきっておく。
2. 漬けだれの材料を混ぜ合わせ、白菜全体にしっかりからませる(葉と葉の間にも入れる)。
3. キムチ容器に入れ、混ぜ合わせたかけだれを注ぐ。味がなじむまで熟成させていただく。

カキのカクテキ

材料
大根 ……2本
カキ(生食用むき身)
　……2カップ(400g)
せり ……1/2束
わけねぎ ……1/2束
塩水 ……3カップ
　(花塩1カップ＋水3カップ)
炒りごま ……少々

漬けだれ
玉ねぎ ……1/2個
赤とうがらし ……3本
粉とうがらし ……2カップ
梨 ……1/3個
りんご ……1/2個

えびの塩辛のだし汁 ……小さじ1
煮干しの塩辛 ……小さじ1
水溶き雑穀粉 ……1/2カップ
　(雑穀粉大さじ1/2
　　＋水1/2カップ)

作り方
1. 大根は皮をむいて2cm角に切り、塩水に30分ほどつけてから取り出し、ざるに上げて水気をきる。カキは水洗いし、ざるに上げて水気をきる。せり、わけねぎは5cm長さに切る。
2. 漬けだれの材料をミキサーにかけ、大根、せり、わけねぎ、ごまを加えてさっくりと混ぜ、最後にカキも入れて混ぜ合わせる。キムチ容器に入れ、味がなじむまで熟成させていただく。

Column

おいしくて、健康にも美容にもいい、スペシャルなキムチをプロデュース

キムチは熟成するにつれ、腸内環境改善や悪玉コレステロールの抑制にうれしい効果が期待できる乳酸菌が増えるだけでなく、ビタミンもアップしていきます。しっかりと熟成されたキムチは、健康と美容に欠かせない栄養素がギュッと詰まった、まさに食べる美容液のような食品。ですが日本市場にあるキムチのなかには、しっかりと発酵していないものもよく見かけます。そこで日本の皆さんにぜひ、本当のキムチを味わっていただきたいと考え、現在オリジナルのキムチを試作中です。

私がプロデュースするキムチは、熟成にこだわるだけでなく、味、そして酸味バランス、栄養にもしっかり配慮しています。まず白菜を漬けるのは塩水ではなく、韓国の江原道(Kangwon-Do)の清浄地域で取水したミネラルバランスの整った海洋深層水を使用。なかなか摂取しにくい各種ミネラルをバランスよく摂取できるだけでなく、この絶妙なバランスが、酸味が進むのを抑え、さっぱりとしたおいしいキムチを長く楽しめるようにしてくれます。もちろん肝心の白菜にもこだわり、契約栽培の高品質のおいしい白菜を採用しました。味と栄養、そして熟成にこだわった、高品質のキムチにご期待くださいね。

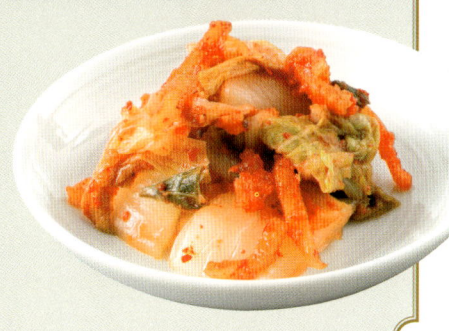

Juice 12
ジュース

手作りジュースは、本当によく作ります。
間食として小腹がすいたときに飲んだり、エクササイズ前後に、
筋肉に効果的に働きかけるナチュラルサプリとしても利用しています。
ジュース作りには、ジューサーではなくミキサーを使用。
ミキサーで作ったジュースは、材料のすべてを丸ごといただけるため、
体の内側からスッキリとデトックスしてくれる食物繊維もたくさん摂取できますし、
その食物繊維効果で血糖値を上げにくくしてくれるので、
安心していただけるところがうれしいポイントです。

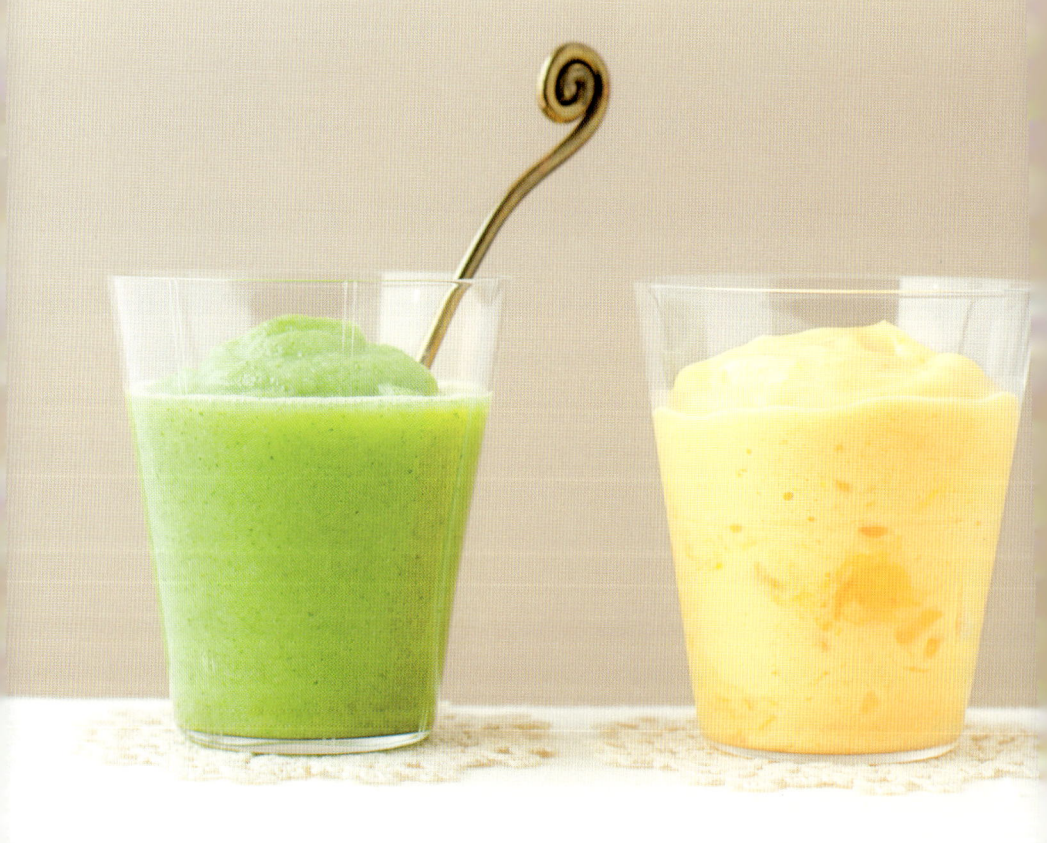

運動後の定番!
マンゴーシェイク (P.134写真右)

材料（1人分）

マンゴー ……1個(150g)
パイナップル ……20g
バナナ ……1/3本(5cm)
プロテインサプリ
　（バニラ味）……大さじ2
氷 ……少々

作り方

1. マンゴー、パイナップル、バナナは適当な大きさに切って冷凍しておく（市販の冷凍フルーツを利用してもよい）。
2. 材料をすべてミキサーにかける。

Point プロテインサプリの入ったシェイクは、たんぱく質の補充と筋肉の疲れを解消させるため、運動後によくいただきます。フルーツのビタミンも一緒にとれて一石二鳥です。

アンチエイジングにうれしい!
ブロッコリージュース (P.134写真左)

材料（1人分）

ブロッコリー ……1/3株(100g)
りんご ……1/2個
水 ……1/2カップ

作り方

1. ブロッコリーは小房に分けてサッとゆでる。りんごは皮をむいて、適当な大きさに切る。
2. 水、1を一緒にミキサーにかける。

Point ブロッコリーは、女性にうれしい成分がたっぷり入っている、積極的にとりたい食材の筆頭！ジュースにすると一度にたくさんいただけますよ。

疲労に即効のクエン酸パワー!
レモンジュース

材料（1人分）

レモン ……1個
はちみつ ……大さじ1
水 ……2/3カップ

作り方

1. レモンは皮をむいて種を取り、水と一緒にミキサーにかける。
2. グラスに注ぎ、はちみつを入れ、よく混ぜていただく。

Point クエン酸を十分に摂取すれば、細胞の働きが活発になり、活力アップ！

便秘に効果的!
にんじんヨーグルトシェイク

材料（1人分）

にんじん ……1本
プレーンヨーグルト ……1/2カップ(100mℓ)

作り方

にんじんは皮をむき、小さめに切る。ヨーグルトと一緒にミキサーにかける。

Point にんじんのペクチンとヨーグルトの乳酸菌の整腸作用で、腸スッキリ！

真夏のむくみ対策には、コレ!
すいかジュース

材料（1人分）
すいか(果肉)300g　白ワイン大さじ1

作り方
すいかは種を取って適当な大きさに切る。白ワインと一緒にミキサーにかける。ワインがなければ氷1かけを入れる。

Point　すいかの主成分は水分ですが、ビタミン A・B₁・B₂・Cをはじめ、カルシウム、カリウム、グルタミン酸なども豊富で、むくみ対策に◎!

カリウム豊富でむくみに◎!
きゅうりジュース

材料（1人分）
きゅうり1本　大根5cm　レモン汁小さじ2

作り方
1. きゅうりは粗塩（分量外）でもんで水ですすぎ、大根は皮つきのまま洗う。
2. きゅうり、大根を適当な大きさに切って、ミキサーにかける。
3. グラスに注ぎ、仕上げにレモン汁をふりかけていただく。

Point　きゅうりにたっぷり含まれるカリウムが、体内の老廃物を排出します。

美肌にうれしい成分をギュッ!
きゅうり＋
トマトジュース

材料（1人分）
きゅうり1と1/2本　トマト1個　玉ねぎ1個　レモン汁少々　はちみつ少々

作り方
1. きゅうりは粗塩（分量外）でもんで水洗いする。トマト、玉ねぎは皮をむいて適当な大きさに切る。
2. すべての材料をミキサーにかけ、氷を浮かべていただく。レモン汁とはちみつを加えるとさらにおいしい。

Point　ビタミンCが効率よくとれる理想的な組み合わせ。

免疫力を強化する
ブロッコリー＋
キャベツシェイク

材料（1人分）
ブロッコリー1/4株(70g)　キャベツ1枚(50g)　牛乳1/2カップ

作り方
1. ブロッコリーはサッとゆでる。キャベツは洗って適当な大きさに切る。
2. すべての材料をミキサーにかける。キャベツ特有のにおいが苦手な人は、はちみつ（分量外）を少し入れて飲むといい。

Point　ブロッコリーとキャベツはビタミンA・Cが豊富で、体の免疫力強化に貢献!

根菜でデトックスパワーをチャージ！
大根＋れんこんの養生ジュース

材料（1人分）

大根10cm　れんこん1/4節（50g）　はちみつ少々

作り方

1. 大根は皮つきのまま洗って適当な大きさに切る。れんこんは皮をむき、適当な大きさに切る。
2. 大根とれんこんをミキサーにかける。好みではちみつを加える。

Point 消化酵素豊富な大根と、食物繊維が豊富なれんこんのパワーを合体！

良質な筋肉を作ってくれる
チキンバナナシェイク

材料（1人分）

鶏ささみ30g　バナナ1/2本　低脂肪牛乳1/2カップ（濃度に合わせて量は調節）　ゆで汁〔水、酒適量　にんにく適量　長ねぎ（青い部分）適量〕

作り方

1. 鶏ささみをゆで汁でゆでる。しっかり冷ます。
2. ささみ、バナナ、牛乳をミキサーにかける。

Point 運動で消費した糖質をバナナから、筋肉を作るためのたんぱく質をささみから効率的に摂取できる、トレーニング後によくいただく定番シェイクです。

腸内環境を整えてくれる
キャベツジュース

材料（1人分）

キャベツ2枚（100g）　牛乳1/2カップ　はちみつ少々

作り方

1. キャベツは適当な大きさに切る。
2. キャベツ、牛乳をなめらかになるまでミキサーにかける。好みではちみつを加えていただく。

Point 腐敗物質をキャベツパワーで分解し腸内を整えてくれる、デトックスジュース。

絶妙の酸味バランスで、気分シャキッ！
グレープフルーツ＋トマトジュース

材料（1人分）

グレープフルーツ（ルビー）大1個　トマト大1個（200g）　はちみつ適量

作り方

1. グレープフルーツは外皮、薄皮をむいておく。トマトは湯むきし、適当な大きさに切る。
2. 材料をすべてミキサーにかける。

Point 運動後に飲むとクエン酸効果で、疲労感をすっきりリセットしてくれます。

Tea 5
ティー

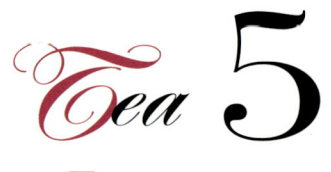

私は食事中にお茶をいただくことはほとんどありませんが、食事と食事の間に間食として、
オリジナルレシピのお茶を入れていただくことはよくあります。
もちろん、市販の緑茶やコーヒー、健康茶などもいただきますが、
体の調子によって口にする食材を考えながらブレンドを変えるには、オリジナルレシピが一番。
冷えが気になるときにはしょうがエキスたっぷりのしょうが茶を。
疲れたときには高麗人参茶やにんにく茶など、
体の内なる声と相談しながら口にするものを決めています。

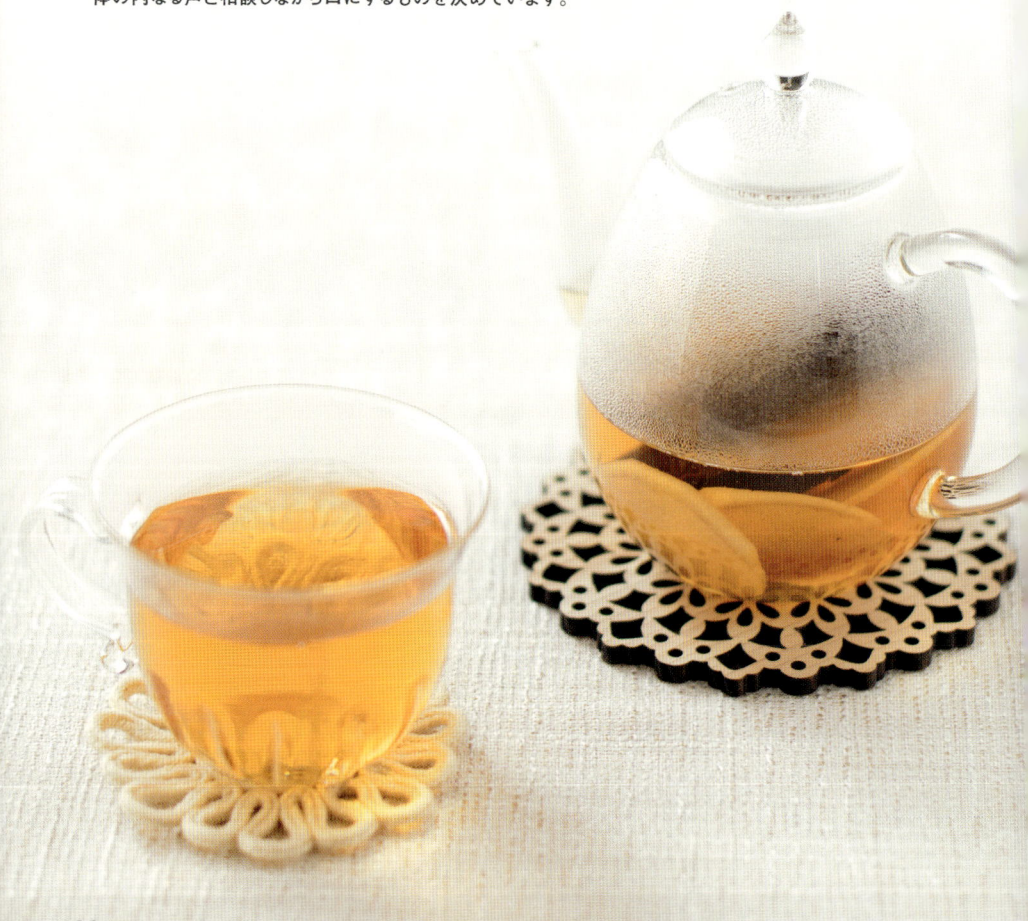

冷えが気になるとき、血行を促しポカポカに！
しょうが茶 (P.138 写真)

材料（作りやすい分量）
しょうが1片（10g）　シナモンスティック1本

作り方
1. しょうがはきれいに洗って皮をむき、薄切りにする。
2. やかんに材料と水1ℓ（分量外）を入れて沸騰させ、弱火で1時間ほど煮る。

疲れたときの頼もしい味方！
高麗人参茶

材料（作りやすい分量）
高麗人参10g　オウギ10g　甘草10g

作り方
やかんに材料と水1ℓ（分量外）を入れて沸騰させ、弱火にして1時間ほど煮る。

Point　高麗人参、オウギ、甘草は、漢方薬局で手に入ります。

ほんのり甘酸っぱい香りで癒される
いちごミントティー

材料（作りやすい分量）
いちご4～5個　ミントの葉4～5枚　紅茶200㎖

作り方
1. いちごはへたを取り、縦に2等分する。
2. ティーポットにいちごとミントの葉を入れ、紅茶を注いで3～4分置いていただく。

Point　いちご以外に、ぶどうやクランベリー、りんごの皮など入れてもおいしいです。季節のフルーツでいろいろ楽しんでみて。

お湯で溶いたり、ジャムとしてパンに塗っても！
にんにく茶

材料（作りやすい分量）
にんにく20片　はちみつ大さじ8

作り方
1. にんにくは蒸し器で蒸して、スプーンでつぶす。
2. 鍋に1のにんにく、はちみつを入れ、弱火で2～3分ほど煮る。
3. 2が冷めたら保存容器に入れ、2～3日冷蔵庫で寝かせて熟成させる。好みの量を湯（分量外）で割っていただく。

Point　手足の冷えに効果的。冬には必ず作り置きします。

むくみが気になるときに！
小豆茶

材料（作りやすい分量）
小豆1/4カップ

作り方
1. 小豆をきれいに洗う。鍋に小豆と水4カップ（分量外）を入れて、水の量が半分になるくらいまでゆでる。
2. 茶こしで1をこしていただく。
※やわらかくなった小豆を一緒に食べてもOKです。

Point　小豆には体内の水分代謝や老廃物の排出などを良くする利尿作用があるので、腎臓の働きを助け、むくみや肥満予防に効果的です。

Dessert 4

デザート

1日に6〜8食を食べる生活を長年続けている私は、一度に食べる量があまり多くありません。
この食生活を続けるうちに胃が小さくなったようで、
無理をしているわけではなく、量を食べると胃が苦しくなってしまうのです。
でもその分、お腹がすくのも早いため、「お腹がすいたな」と思ったら
作ってすぐに食べられるデザート感覚の間食をよくいただきます。
また、私は料理やデザート作りにホットプレートをよく利用するのですが、
ホットプレートは焦がさずきれいに食材を焼けるので、本当におすすめですよ。

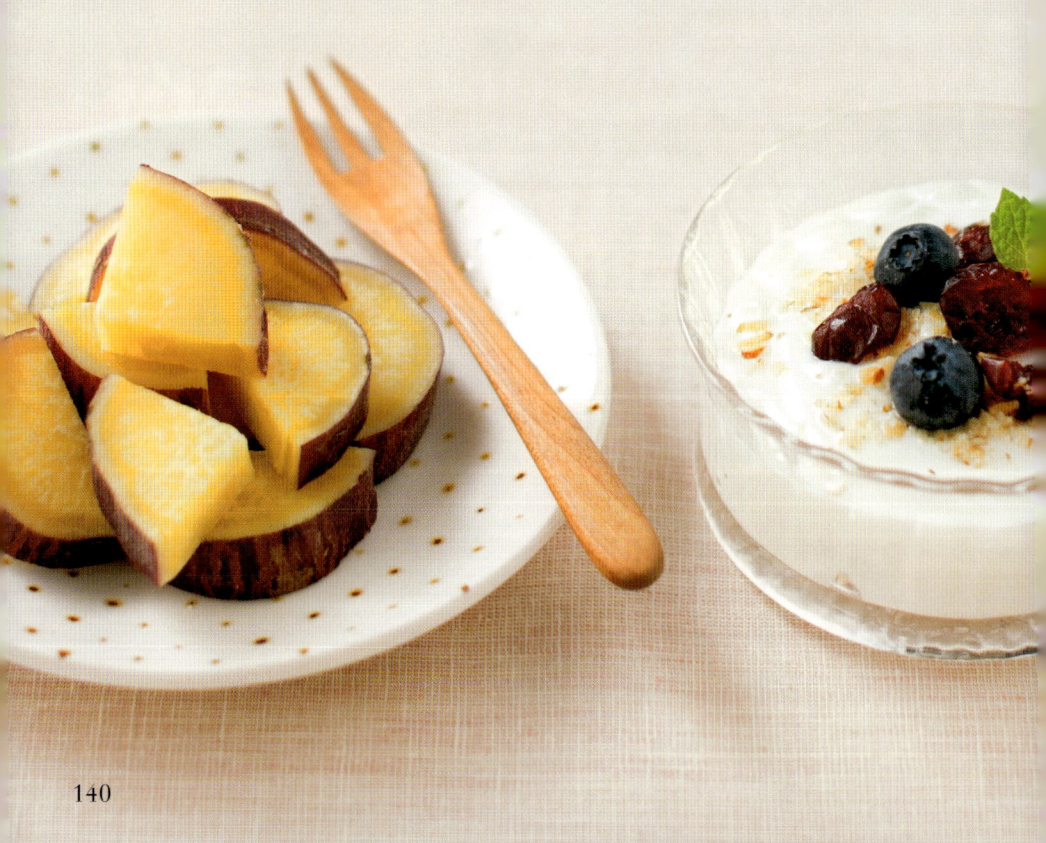

時間があるときに焼いて、ストックしておくと便利！
ホットプレート de おやつ
（P.140 写真左）

材料（作りやすい分量）
さつまいも適量

作り方
さつまいもを薄切りにして、油をひかずにホットプレートで焼く。

※ほかにも、じゃがいも、かぼちゃ、アスパラ、いんげんなどを焼いてもおいしい。

Point 素材の味がギュッと凝縮されるホットプレートグリルは、味つけしなくてもおいしい！ 子供たちのおやつとしてもよく登場します。

豆腐で作る、ヨーグルト風スイーツ
豆腐ヨーグルト

材料（作りやすい分量）
絹ごし豆腐1丁　レモン汁大さじ1と1/2　はちみつ大さじ2　塩小さじ1/2　季節のフルーツ（いちご、マンゴー、キウイなど）適量

作り方
1. 豆腐、レモン汁、はちみつ、塩をミキサー、またはフードプロセッサーにかける。
2. 冷やしていただく。季節のフルーツをすりおろしてソース状にしてトッピングするとさらにおいしい。

他のフルーツもいろいろ試してほしい！
木の実とフルーツのミックスヨーグルト
（P.140 写真右）

材料（作りやすい分量）
低脂肪プレーンヨーグルト1カップ　堅果類（くるみ、アーモンドなど）ひとつかみ　クランベリー（ドライ）適量　ブルーベリー（生または冷凍）適量

作り方
1. 堅果類をフードプロセッサーまたはミキサーで粉砕する。
2. ヨーグルトを器に盛り、粉砕した堅果類をふり、クランベリーとブルーベリーをのせる。

Point ほかにもいちごやラズベリー、桃やキウイなど好みのフルーツを組み合わせてください。

疲れたときの間食に最適！
長いもチヂミ

材料（作りやすい分量）
長いも中1本　はちみつ大さじ2　雑穀粉1/2カップ　グレープシードオイル1カップ　なつめ（またはクコの実）3粒

作り方
1. 長いもは皮をむいて斜め薄切りにし、蒸し器で蒸す。蒸し上がったら取り出して、雑穀粉をまぶす。
2. フライパンにグレープシードオイルをひき、長いもを焼く。器に盛ってはちみつをかけ、なつめを添えていただく。

Epilogue おわりに

一瞬のキレイよりも、長く続くキレイを手に入れたいから……。
私は、「食べる」ことを味方につける方法を選びました。
賢い食生活で、細胞からキレイになりましょう！

　私は今年で45歳になりました。一般的にこの年齢となると、体のどこかしらに不調を抱えていたり、体力がガクッと落ちてしまいがちだとよく耳にします。でも、私は自分でもびっくりするぐらい元気はつらつで、体力にも自信あり！　これは、さまざまな食品をまんべんなくいただくことで、体が必要とする栄養を過不足なくとっていることがとても大きいと思います。人間にとって「食べる」という行為は、本能にインプットされている、自分の意志では抗えないほど強い「欲」のひとつです。だとしたら、人生のなかから絶対に外せないその行為にかける時間を、楽しみながら送ったほうが有意義ですよね。
　だからこそ、私は、この本を作る決心をしたのです。「食べる＝太る」ではありません。「食べる＝痩せる」は可能なのです。むしろ、痩せるためには、キチンと食べないと無理！　食べて栄養素を摂取することは、脂肪を燃やすためのガソリンをチャージすることでもあるのですから……。ガソリンがなくては、脂肪は燃えてくれません。もちろんそのためには、賢く、上手に食べる必要がありますから、この本には私の今までのダイエット人生で得た、食に関する知恵をあますところなく詰め込んだつもりです。また私たちの体は60兆個もの細胞からできていますが、それらの細胞が必要な栄養で満たされてはじめて、つややかな肌や髪は実現できます。肌悩みといえばすぐ化粧品に頼ってしまいがちですが、基本は、内側からつや肌、ハリ肌をつくるための食生活が大事！　これを機に痩せるだけでなく、食べるほどに美しくなる食習慣をぜひ身につけてください。
　私は、ダイエットにゴールはないと思っています。なぜなら、美しくなるということにゴールはないですからね。だからダイエットは、一生続けてこそ意味があります。続ける

ためには、当たり前ですが途中挫折は禁物。そのためには、最初からあまりにもハードルが高い目標を設定してしまわないことが大切です。まずは、簡単に実現できそうなハードルの低い目標を設けて、その成功体験を積み重ねていくようにしましょう。成功により、達成感が得られれば、さらにその先へと続く意欲にもつながりますから。

　この小さな目標は、毎日変えてもいいし、習慣になるまで続けるのでも構いません。例えば「エクササイズをしない日は、窓拭きか床掃除をする」「1日のうち、必ず5色の野菜を食べる」「外出先で駐車場に車を停めるときは、目的地よりもあえて遠くを選び、歩く距離をかせいでみる」などです。小さなことに思えるかもしれませんが、これって、すごく大切な秘訣。そんな小さな積み重ねこそが、長く続く美への近道となるのです。

Staff

ブックデザイン ……… 田中公子（TenTen Graphics）
取材・構成・文 ……… 和田麻夕子
資料翻訳 ……… 吉野ひろみ、簗田順子
翻訳協力 ……… トランネット
校　正 ……… 高梨伴子（共同制作社）

【人　物】
撮　影 ……… 大瀬智和
スタイリング ……… 奈良則子
ヘアメイク ……… 加藤聖子（VIRTU）
通　訳 ……… 厳栄伊

【料　理】
撮　影 ……… 山田耕司（扶桑社）
スタイリング ……… 原田由美子
料理制作 ……… 原田組

協　力 ……… GNS JAPAN
編　集 ……… 小泉由利子（扶桑社）

Clothes Credit

カバー ……… トップス、ボトムス、レッグウォーマー/suria
　　　　　　　インターテック（TEL:03-5413-3742）

P.3 ……… デニムパンツ:Levi's®/
　　　　　 リーバイ・ストラウス ジャパン
　　　　　（TEL:0120-099501）

P.11 ……… トップス、ボトムス/ヨギー・サンクチュアリ
　　　　　　ロハスインターナショナル
　　　　　（TEL:03-5768-2792）

モムチャンダイエット レシピBOOK

発行日　2012年1月10日　初版第1刷発行

著　者　チョン・ダヨン
発行者　久保田榮一
発行所　株式会社扶桑社
　　　　〒105-8070　東京都港区海岸1-15-1
　　　　電話　03-5403-8870（編集）　03-5403-8859（販売）
　　　　　　　http://www.fusosha.co.jp/

印刷・製本　共同印刷株式会社

※定価はカバーに表示してあります。
※造本には十分注意しておりますが、落丁・乱丁（本の頁の抜け落ちや順番の間違い）の場合は扶桑社販売部宛にお送りください。送料は小社負担にてお取り替えいたします。
※本書の一部あるいは全部を無断で複写複製することは、法律で認められた場合を除き、著作権の侵害となります。本書のコピー、スキャン、デジタル化等の無断複製は著作権法上での例外を除き禁じられています。本書を代行業者等の第三者に依頼してスキャンやデジタル化することは、たとえ個人や家庭内での利用でも著作権法違反です。

©2012 Jung Dayeon
Printed in Japan　ISBN978-4-594-06528-7